Dr. med. Mirjam Wagner

Mein PMS und ich

Dr. med. Mirjam Wagner

MEIN PMS und ich

Vor den Tagen endlich wohl fühlen

herbig

Bildnachweis

Mit 5 Illustrationen von Mascha Greune (S. 18, 31, 64, 66 und 73) und 11 Illustrationen von Shutterstock (S. 120 und S. 125 von Cat_arch_angel, S. 122 von SPublishings (oben) und Kuzmina Aleksandra (unten), S. 123 von EngravingFactory, S.124 von Hitriy Lis, S. 126 von kabolill, S. 127 von Mashikomo, S. 130 von svtdesign, S. 151 von Florentine14 und S.154 von dityazemli).

Impressum

Umschlaggestaltung von Vanessa Frömmig und Gramisci Editorial Design, München / Stefanie Wawer unter Verwendung einer Farbzeichnung von Stefanie Wawer.

Unser gesamtes Programm finden Sie unter **kosmos.de/herbig**

Gedruckt auf chlorfrei gebleichtem Papier

Pfizerstraße 5–7, 70184 Stuttgart
kosmos.de/servicecenter

ISBN 978-3-96859-031-8
Projektleitung: Ramona Kapp
Redaktion: Hella Reese
Gestaltung und Satz: Satzwerk Huber, Germering
Produktion: Vanessa Frömmig
Druck und Bindung: Friedrich Pustet GmbH & Co. KG, Regensburg
Printed in Germany / Imprimé en Allemagne

MIX
Papier | Fördert gute Waldnutzung
FSC www.fsc.org FSC® C014889

Inhalt

KAPITEL 3: Therapien und Hilfe zur Selbsthilfe

KAPITEL 4: Mit dem gesellschaftlichen Tabu brechen

KAPITEL 5: Lebe in Frieden mit deinem Zyklus

ANHANG

Dieses Buch widme ich meiner Tochter Juna, die von klein auf mit Neugier, Offenheit und Liebe in ihre wundervolle zyklische Natur hineinwachsen darf.

Vorwort

Schön, dass du da bist!

Dieses Buch habe ich für dich und dein prämenstruelles Syndrom, kurz PMS, geschrieben, damit du erfährst, dass es nicht regelhaft ist, Zyklusbeschwerden egal welcher Art und Stärke zu haben. Dein PMS ist kein dunkler Fleck auf deiner Persönlichkeit, kein Tattoo, für das du dich schämen musst, und erst recht keine Lappalie, die du besser verschweigst. Laut Statistik ist jede vierte Frau in Deutschland davon betroffen. PMS kann zu einer Krankheit werden, die dein gesamtes Leben beeinflusst, und sollte daher unbedingt ernst genommen werden.

Nun fragst du dich sicherlich, warum ich so für dieses Thema brenne? Ganz einfach: weil ich selbst jahrelang an PMS gelitten habe. Ich habe nicht darüber gesprochen und versucht, trotz meiner Beschwerden weiter zu »performen«, um den Bedürfnissen meines Umfelds gerecht zu werden. Jeden Monat habe ich zwischen 6 und 10 Tagen mit meinen inneren Dämonen gekämpft. Irgendwann konnte ich es nicht mehr länger akzeptieren, dass ich diesem Zustand sogar als Gynäkologin hilflos gegenüberstand. Ich habe mich mit klassischen Behandlungsmöglichkeiten aus der Medizin und der Psychologie sowie mit alternativen Ansätzen befasst und nach der Änderung meines Lebensstils einen Weg gefunden, mein PMS zu besänftigen. Natürlich klopft es auch heute noch hin und wieder an meine Tür, besonders wenn ich in alte Muster verfalle, die es gut kennt und liebt. Aber ich habe gelernt, es sanft in seine Schranken zu weisen. Das kannst du auch!

Eine professionelle Begleitung durch Ärzt*innen und Therapeut*innen ist dabei wertvoll. Doch genauso möchte ich, dass du verstehst, dass du selbst mit deinem Lebensstil und deiner inneren Einstellung den größten Einfluss auf das Erleben deines Zyklus hast. Das heißt nicht, dass du schuld an deinem PMS bist. Die meisten Menschen werden noch immer nicht gut aufgeklärt, vor allem nicht über schambehaftete Themen der weiblichen Biologie und Sexualität. Wir verhalten uns oft entgegen unseren zyklischen Bedürfnissen, so, wie die Gesellschaft es scheinbar von uns verlangt, obwohl wir spüren, dass es falsch ist. Es fehlt an Austausch mit erfahrenen Frauen und Menstruierenden, die das Wissen über ein zyklusbewusstes Leben in sich tragen. Dieses Wissen kannst du dir jederzeit aneignen. Fang am besten gleich heute damit an, deinen Körper besser kennenzulernen. Ich möchte, dass du hinter die Kulissen deines PMS schaust. Lerne deine Biologie verstehen und finde heraus, was dein PMS triggert. Ich werde dir viele Möglichkeiten aufzeigen, wie du dir bei Beschwerden helfen lassen kannst, aber vor allem: wie du dir selbst helfen kannst. Als erfahrene Gynäkologin, Ernährungsmedizinerin und zertifizierte Stressmanagement- und Resilienztrainerin und nicht zuletzt als Betroffene möchte ich dir all das Wissen weitergeben, das ich mir in den letzten 10 Jahren für meine Patient*innen, Coaching-Klient*innen und meine eigene Heilung erarbeitet habe. Ich möchte dir vermitteln, dass du nicht Opfer deines PMS bist, sondern beste*r Freund*in deines Zyklus werden kannst. Diese Entwicklung hat meine Lebensqualität immens verbessert und lässt mich meine Weiblichkeit viel reicher erleben. Genau das wünsche ich dir auch.

Noch ein Hinweis vorab: Dieses Buch richtet sich an alle Menschen mit Zyklus, unabhängig von ihrer Geschlechtsidentität. Sollte ich von Frau oder Mann sprechen, dann im historischen Kontext oder im Zusammenhang mit Statistiken. Das Thema Weiblichkeit ist für mich nicht an das biologische Geschlecht gekoppelt. Wohl aber erfahre ich den Menstruationszyklus als eine bedeutende Quelle der Weiblichkeit, vor allem für Cis-Frauen. Ich integriere das Gendern bewusst in meine Mission der Aufklärung und übe mich täglich darin. Ich bedanke mich schon jetzt für deine Offenheit dieser Auffassung gegenüber.

Hamburg, im inneren Sommer 2022

PS

Wenn dir eine Frage auf den Nägeln brennt oder du mit mir zusammenarbeiten möchtest, melde dich gerne unter dr.mirjam.wagner@gynsprechstunde.de bei mir. Mehr Infos zu meiner Arbeit und meinen Angeboten findest du auf meiner Website: www.gynsprechstunde.de.

Ich freue mich, von dir zu hören!

Kapitel 1:

Der wundersame Menstruationszyklus

Öffne deine Sinne für die Biologie

Der Menstruationszyklus ist ein faszinierender Kreislauf – ein Wunderwerk – mit fein aufeinander abgestimmten Reaktionen des Körpers, die durch die Sexualhormone ausgelöst werden. In einem Zyklusmonat baut sich die Gebärmutterschleimhaut auf und wieder ab. Mehrere Eibläschen, auch Follikel genannt, reifen heran. Im Allgemeinen springt aus dem größten Follikel eine Eizelle, die dann befruchtet werden kann. Der Zervixschleim und deine Körpertemperatur ändern sich als deutlich messbare Zeichen der Fruchtbarkeit. Sogar dein Energie- und Aktivitätslevel sowie das Empfinden sexueller Lust werden von den Zyklusphasen beeinflusst – denn der evolutionäre Sinn des Zyklus ist die Fortpflanzung, und das merkst du biologisch, energetisch und emotional. Ohne den Menstruationszyklus würde die Menschheit aussterben. So sieht es aus! Das nenne ich wahrhafte *Period Power.*

Menstruation ist allgegenwärtig und beeinflusst uns als Menstruierende, unser Umfeld, ja sogar die Gesellschaft. Daher ist es mir ein großes Anliegen, dass alle Menschen, die ihre Sinne für die wunderbare Biologie öffnen möchten, optimal aufgeklärt sind, nachdem sie dieses Buch gelesen haben. Ich möchte dich einladen, mit deinem Zyklus nicht nur im friedvollen Einklang zu leben, sondern auch zu lernen, deine zyklischen Kräfte für dich zu nutzen. Auf körperlicher Ebene wissen wir mittlerweile ziemlich gut, was im Menstruationszyklus passiert, und wir kennen auch die wichtigsten Faktoren, die ihn durcheinanderbringen. Dennoch ist er für die meisten Menschen ein Tabuthema. Wenn der Zyklus thematisiert wird, dann eher im Negativen, meistens also wenn er nicht »funktioniert«, wie zum Beispiel bei Zyklusbeschwerden, PMS oder unerfülltem Kinderwunsch.

Sehr viele Menstruierende empfinden ihren Zyklus als Last. Er bremst sie aus und verursacht Schmerzen. Ich kenne das aus meiner Arbeit als Gynäkologin und auf Grund meiner eigenen Geschichte nur allzu gut. Diese Ablehnung der eigenen Biologie und

Weiblichkeit macht mich betroffen. Denn mit dieser Sichtweise lassen wir vollkommen außer Acht, wie viel am zyklischen Erleben wir selbst in der Hand haben. Mehr noch, wir dürfen lernen, unsere zyklischen Vorteile zu erkennen und für uns zu nutzen. Wir könnten Wissen über unsere Zykluskraft verbreiten. Stattdessen lassen wir uns von unzähligen Zyklusmythen verwirren, die im Internet kursieren und sich in unseren Köpfen festsetzen. Sogar ich als Fachfrau falle hin und wieder auf sie herein. Sie werden in der Schule, zu Hause oder über die Medien weitergegeben. Wir unterhalten uns schlichtweg viel zu wenig mit anderen Menschen über die echte Zyklusrealität. Jahrhundertelanges Patriarchat und die Tabuisierung der Sexualität waren auch nicht gerade hilfreich. Du hast dir dieses Buch gekauft, damit du in Zukunft bestens informiert bist und keinen Fake News mehr auf den Leim gehst. Du möchtest die Ursachen deines PMS verstehen und es im Kern heilen. Dafür musst du deine Biologie verstehen.

Dass der Menstruationszyklus gar nicht so kompliziert ist, wirst du schnell merken. Vermutlich werden wir einige Blockaden in deinem Kopf lösen und den einen oder anderen Mythos enttarnen müssen. Dieses neue Wissen anzunehmen kann schon für sich genommen ziemlich herausfordernd sein, besonders wenn dein PMS hartnäckig auf seiner Daseinsberechtigung beharrt und rechthaberische Stimmen in deinem Umfeld an ihren Alltagsmythen festhalten. Ich habe es mir zum Auftrag gemacht, dich mit diesem Buch so aufzuklären und zu stärken, wie du es dir in deiner Pubertät gewünscht hättest. Zuallererst möchte ich dich ermutigen, deinen Zyklus zu verstehen und ihn so anzunehmen, wie er ist. Das ist der wichtigste Schritt auf deinem Weg zur Heilung. Zudem erweitere ich deinen Horizont hinsichtlich der medizinischen Möglichkeiten. Du wirst lernen, wie du zyklusbewusste Verhaltensweisen in deinen Alltag integrierst – und zwar so, wie es zu dir passt, damit du sie langfristig beibehalten kannst.

Abschließend werden wir zum vielleicht unangenehmsten Kapitel kommen: Wir brechen mit dem Menstruationstabu. Der Zyklus muss beim Namen genannt werden: zu Hause, unter

Freund*innen, in den Schulen und Büros, in den Medien und der Politik. Bis unsere Gesellschaft so weit ist, mag es noch eine Weile dauern, aber der Stein ist bereits ins Rollen gekommen. In allen Bereichen möchte ich dir konstruktive Denkanstöße geben, dich zum Handeln motivieren, bestärken und begleiten. Ganz wichtig noch: Hab Geduld mit dir und deiner Umwelt. Erwarte nicht zu viel auf einmal. Dieser neue, progressive Weg ist keine Wunderheilung. Es ist ein Prozess, bei dem du die Feder führst. Schritt für Schritt wird Veränderung spürbar werden. Du darfst gelassen bleiben und dir vertrauen.

Doch nun sollten wir dieses flammende Manifest für deine Zyklusgesundheit erst einmal beiseitelegen und die Reise zu deinem ultimativen Zyklusverständnis beginnen. Lass uns deinem PMS seine vielleicht letzte große Bühne geben!

Wusstest du schon?
Laut der Studie »Jugendsexualität« der Bundeszentrale für gesundheitliche Aufklärung (BZGA) aus dem Jahr 2020 gaben knapp 70 % der befragten Jugendlichen an, dass ihr Wissen über Sexualität vorrangig aus dem Schulunterricht stammt. Eine große Rolle spiele zudem das Internet. Als wichtigste Vertrauenspersonen wurden die Eltern und die besten Freund*innen genannt.

Welche Zykluslänge ist normal?

Wie häufig stellen Menschen sich diese Frage: Bin ich normal? Als wäre das Normalsein die einzig richtige, gesunde Variante des Seins. In Sachen Zyklusnormalität gibt es auf jeden Fall eine riesige Bandbreite. So liegt nach aktueller Studienlage eine Zykluslänge zwischen 21 und 35 Tagen im Normalbereich. Die meisten Zyklen bewegen sich allerdings zwischen 25 und 35 Tagen. Als normal gilt außerdem, dass die Zykluslänge in jeder Runde um bis zu 5 Tage variieren kann. Sogar mehr als 80 % aller Zyklen schwanken in diesem Bereich, vorausgesetzt sie werden nicht reguliert, etwa durch die Pille oder andere hormonelle Verhütungsmittel.

Die meisten von uns haben im Biologieunterricht gelernt, dass ein Menstruationszyklus 28 Tage umfasst und der Eisprung an Tag 14 stattfindet. Auch ich habe in diesem Buch den 28-Tage-Zyklus als Muster gewählt, weil man ihn damit übersichtlich erklären kann. Dabei haben nur 2 % aller Frauen einen Zyklus, der regelmäßig genau 28 Tage dauert. Besonders der Zeitpunkt des Eisprungs ist anfällig für Verschiebungen, zum Beispiel durch Stress. Bereits 1995 zeigte eine Studie, bei der 724 Zyklen von 217 gesunden Menschen untersucht wurden, dass bei nur 12 % aller Teilnehmer*innen der Eisprung am 14. Zyklustag erfolgte. Eines wird aus all diesen Daten ziemlich klar: Normal ist die Variabilität.

Doch einmal ganz abgesehen von wissenschaftlichen Definitionen: Sollte dir irgendetwas Sorgen bereiten, seien es unregelmäßige Zyklen, eine verstärkte Menstruation oder andere Zyklusbeschwerden, dann wende dich bitte an eine gynäkologische Praxis. Zyklusstörungen sollten unbedingt ärztlich untersucht werden. Hierzu zählen regelhaft über 35 Tage verlängerte Zyklen (Oligomenorrhö) mit häufig sehr schwacher Blutung (Hypomenorrhö), ausbleibende Zyklen über 3 Monate ohne ersichtlichen Grund (Amenorrhö), verkürzte Zyklen mit weniger als 25 Tagen (Polymenorrhö) – wobei auch ein Zyklus von 23 Tagen normal sein kann –, eine zu starke Menstruationsblutung (Hypermenorrhö), Zwischenblutungen (Menometrorrhagien) sowie starke Schmerzen (Dysmenorrhö).

Wusstest du schon?

Als normale Blutungsmenge gelten 30 bis 80 ml pro Menstruation, das ist nicht viel mehr als ein doppelter Espresso. Auch darf dein Blut die unterschiedlichsten rotbraunen Tönungen aufweisen. Ist es hingegen grau, gelb oder grün und riecht übel, solltest du die Ursache abklären lassen.

Die Phasen des Menstruationszyklus (Beispiel 28 Tage)

Nach medizinischer Definition wird der Zyklus in zwei Hälften oder Phasen unterteilt: Die Follikelphase, die mit der Menstruation beginnt und bis zum Eisprung dauert, gefolgt von der Lutealphase, die mit dem ersten Tag der nächsten Menstruation endet. Ich spreche lieber von vier Phasen, da sowohl die Menstruation als auch der Eisprung ihre ganz eigenen Charakteristiken mitbringen. Damit du dir das wunderbare Zusammenspiel deiner Hormone und deinem Körper besser vorstellen kannst, hier eine Grafik für dich:

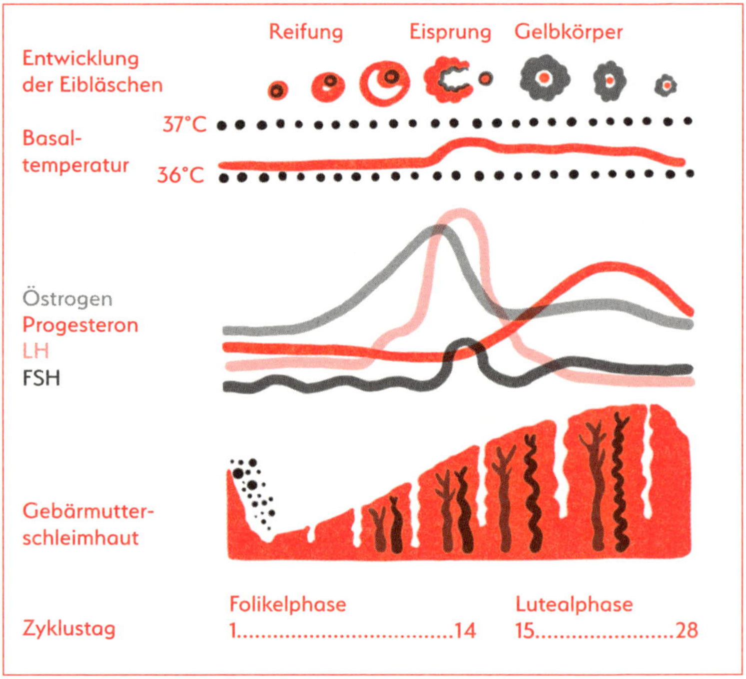

Menstruationszyklus (Beispiel 28 Tage)

Wusstest du schon?
Die Basaltemperatur entspricht deiner Körpertemperatur in Ruhe. Sie hat einen zweiphasigen Verlauf mit einem niedrigen Niveau in der ersten und einem höheren in der zweiten Zyklushälfte.

Die Menstruation

Mit dem ersten Tag deiner Menstruation beginnt ein neuer Zyklus. Dabei wird die alte Schleimhaut des vorherigen Zyklus abgestoßen. Somit steht die Blutung nicht, wie viele denken, für ein Ende, sondern für einen Neustart. Ein feiner Unterschied, der deine Einstellung zur Menstruation erheblich verändern kann. Auslöser der Blutung ist der sinkende Progesteronwert im Blut zum Ende der Lutealphase. Das Progesteron wird vom Gelbkörper gebildet, dem Eibläschen, das nach dem Sprung der Eizelle leer zurückgeblieben ist. Wird die Eizelle nicht befruchtet, bildet sich der Gelbkörper zurück, die Progesteronproduktion endet und die Blutung setzt ein. Da das Progesteron außerdem für den Anstieg der Basaltemperatur verantwortlich ist, sinkt diese zurück auf das Niveau, das sie vor dem Eisprung hatte. Neue Eibläschen sind im Eierstock bereit für die nächste Runde. Während der Menstruation sind nicht nur die Sexualhormone auf ihrem niedrigsten Stand, dein Energielevel ist es auch. Das kann dich empfindsamer machen und deine Stimmung dämpfen. Nun ist die beste Zeit für Selbstfürsorge: Plane bewusst Zeit für Pausen ein und gönne deinem Körper die Ruhe, die er fordert. Er wird es dir umgehend danken.

Wusstest du schon?
Progesteron wird oft auch als Gelbkörperhormon bezeichnet, weil es im Zyklus vom Gelbkörper gebildet wird.

Die Follikelphase

In der Follikelphase stehen alle Zeichen auf Aufbau. Das Follikelstimulierende Hormon (FSH), das in unserem Gehirn im Vorderlappen der Hirnanhangsdrüse gebildet wird, regt die Eibläschen, auch Follikel genannt, zum Reifen an. Dabei wachsen in jeder Follikelphase mehrere Eibläschen zur potenziellen Sprungreife heran. Das FSH stimuliert auch die Östrogenproduktion in den Eierstöcken. Das Östrogen wiederum lässt die Gebärmutterschleimhaut wachsen. Der anfangs zähflüssige Schleim des Gebärmutterhalses wird mit steigender Östrogenkonzentration immer flüssiger und klarer. Er kann bald als leicht erkennbares Zeichen der Fruchtbarkeit im Übergang von Vulva zu Vagina erfühlt und beobachtet werden. Durch die steigende vaginale Durchblutung wirst du insgesamt empfindlicher und feuchter. Ich liebe das Östrogen, weil es ein wahrer Stimmungs- und Energie-Booster ist. Ähnlich wie Serotonin schenkt es mir Glücksgefühle und Wohlbefinden und ist damit ein echtes Happy-Hormon. Die Basaltemperatur befindet sich in der ersten Zyklushälfte auf niedrigem Niveau und steigt erst zum Eisprung hin mit der Progesteronproduktion an. Gemeinsam können der Zervixschleim und die Basaltemperatur Hinweise auf den Tag des Eisprungs und die darum liegende fruchtbare Phase geben.

Wusstest du schon?

Natürliche Familienplanung ist eine Methode, mit der man durch Beobachten des Zervixschleims und der Basaltemperatur gezielt verhüten oder den Kinderwunsch unterstützen kann. Bei geübter Anwendung liegt der Pearl-Index* mit 0,4 bis 1,8 auf einem ähnlichen Niveau wie bei der Pille. Ohne Hormone sicher zu verhüten ist also möglich!

Der Eisprung (Ovulation)

Der Eisprung ist auf biologischer und energetischer Ebene der Höhepunkt des Zyklus. Er wird ausgelöst vom Luteinisierenden

* Der Pearl-Index (PI) ist ein Maß für die Sicherheit einer Verhütungsmethode und gibt an, wie viele Frauen von 100 trotz korrekter Anwendung der Methode in einem Jahr schwanger geworden sind. Ein PI von 0 wird nur bei absoluter sexueller Enthaltsamkeit erreicht.

Hormon (LH), das wie das FSH im Vorderlappen der Hirnanhangsdrüse gebildet wird. Beeinflusst durch einen zugegebenermaßen etwas komplizierten Rückkopplungsmechanismus mit FSH, LH und unseren Sexualhormonen – den du nicht im Detail durchblicken musst –, kommt es ungefähr in der Mitte des Zyklus zu einem kurzen, steilen Anstieg der LH-Konzentration im Blut, dem sogenannten LH-Peak. Dieser löst den Eisprung im dominanten der heranreifenden Eibläschen aus. Lassen mehr als ein Eibläschen ihre Eizelle springen, können bei einer Befruchtung zweieiige Zwillinge oder Mehrlinge entstehen. Der Zervixschleim ist durch die hohe Östrogenkonzentration jetzt sehr flüssig und durchsichtig, wie rohes Eiklar. Nimmst du ihn zwischen Zeigefinger und Daumen, kannst du einen langen Faden ziehen. Dieses Phänomen nennt man Spinnbarkeit. Unter dem Mikroskop zeigt der Schleim ein farnkrautartiges Muster. Das alles sind Zeichen der Fruchtbarkeit. Die Konsistenz des Zervixschleims ist für die Spermien optimal. Sie können elegant und schnell hindurchschwimmen und sich damit mühelos auf die Suche nach einer Eizelle machen, um diese zu befruchten. Die in den Spermien enthaltene Fruktose dient ihnen dabei als Proviant auf ihrer Reise, sodass sie in den kleinen Einbuchtungen des Gebärmutterhalses bis zu 5 Tage pausieren können. So wird von der Natur die Chance auf eine Befruchtung erhöht. Anhand des Anstiegs der Basaltemperatur kann der Tag der Ovulation bis auf 2 Tage genau bestimmt werden. Diese steigt nämlich am Tag des Eisprungs bis spätestens zwei Tage darauf um 0,2 bis 0,5° C an. Das höhere Temperaturniveau der zweiphasigen Temperaturkurve sinkt erst am Ende des Zyklus. Sollte eine Schwangerschaft eingetreten sein, bleibt die Temperatur erhöht.

Wusstest du schon?

Nicht nur manche Männer sind »testosterongesteuert«. Gemeinsam mit dem Östrogen bringt ein Testosteronhoch zum Eisprung deine Laune und Libido so richtig in Fahrt. Wie praktisch Biologie mal wieder ist.

Die Lutealphase

In der Lutealphase darfst du langsam wieder zur Ruhe kommen. Nun übernimmt das Hormon Progesteron die Regie. Es bereitet den Körper darauf vor, eine befruchtete Eizelle aufzunehmen, und wirkt beruhigend auf dein zentrales Nervensystem. Das merkst du nicht nur am Nachlassen deiner Energie, du bist auch anfälliger für Stimmungsschwankungen. Progesteron entspannt außerdem die Muskulatur, sodass dein Darm träger wird und du häufiger zu Verstopfung und Blähungen neigst. Zudem sorgt das Hormon dafür, dass in der Gebärmutterschleimhaut neue Blutgefäße sprießen, damit ein wohnliches, nährendes Nest entsteht. Der Zervixschleim wird dickflüssiger und verschließt den Gebärmutterhals, da es biologisch keinen Grund mehr dafür gibt, dass Spermien hindurchwandern. Die Basaltemperatur bleibt erhöht, solange der Gelbkörper Progesteron produziert. Nistet sich keine befruchtete Eizelle in die Gebärmutterschleimhaut ein, bildet sich der Gelbkörper zurück, die Basaltemperatur sinkt und die nächste Menstruation setzt ein.

Was dir gut tut

» Gib deinem Körper Energie mit ausgewogenen, ballaststoffreichen Mahlzeiten. Ich schwöre in dieser Phase auf mein Guten-Morgen-Porridge mit Vollkornflocken und frischem Obst (siehe S. 157). «

Haben meine Hormone Nebenwirkungen?

Mit Beginn der Pubertät nehmen die Sexualhormone Einfluss auf unsere körperliche und psychische Entwicklung. Neben ihrer Rolle im Menstruationszyklus sind sie wichtig für die Entstehung der weiblichen Körperform sowie für die Knochenstabilität, sie schützen Gefäße und Nerven, wirken sich auf unsere Stimmung aus und sogar auf Haut und Haare. Dennoch haben viele Menschen Angst vor ihren körpereigenen Hormonen. Sie empfinden ihre natürliche Hormonsituation als unzuverlässig oder gar unberechenbar, weil sie mit Schmerzen, unreiner Haut, Stimmungsschwankungen oder einer Leistungsminderung verbunden ist. Warum ist das so? Sollte der Körper nicht von Grund auf clever konzipiert sein, getragen von einer funktionierenden, uns wohlgesinnten Hormonbasis?

Ich frage mich, welches Ergebnis uns wohl erwarten würde, wenn man die Zyklen aller gesunden Menstruierenden in Deutschland, deren existenzielle Grundbedürfnisse gedeckt sind, miteinander vergliche. Ich glaube, wir würden eine große Varianz dessen sehen, was man als »normal« betrachtet. Wir würden erkennen, dass auf unsere Hormone in der Regel Verlass ist und sie unser zyklisches Leben bereichern. Alles andere ergibt für mich unter evolutionären Aspekten keinen Sinn.

In Deutschland verhüten allerdings über die Hälfte aller Menstruierenden mit der Pille oder anderen hormonellen Mitteln. Es wäre also gar nicht möglich, diesen großen Zyklusvergleich aufzustellen. Die Mehrzahl der Menstruierenden unterdrückt ihren natürlichen Hormonzyklus seit Jahren oder sogar Jahrzehnten, häufig schon seit der Pubertät. Diese Feststellung ist bitte ganz wertfrei zu verstehen. Wenn allerdings das Image unserer natürlichen Hormonsituation bei der Mehrheit aller Menschen in den fruchtbaren Jahren hauptsächlich von der sehr vulnerablen Phase der Pubertät geprägt ist, dann spiegelt das kein realistisches Bild der Zyklussituation im Erwachsenenalter wider. In der Pubertät braucht der Zyklus etwas Zeit, um in Balance zu kommen – mal länger, mal weniger lang. Außerdem werden Jugendliche mit unglaublich vielen und teils extremen Einflüssen konfrontiert, wie etwa Druck in der Schule, der ersten Liebe und der Suche nach einer neuen, erwachsenen Identität. Zyklusunregelmäßigkeiten und -beschwerden sind da vorprogrammiert. Hier kann das Gespräch mit einer gut aufgeklärten, vertrauten Person sehr hilfreich sein.

Wir dürfen respektieren, dass der Zyklus vor allem im stressreichen Wandel der Lebensphasen gewissen Schwankungen unterliegt und wir dann anfällig für Beschwerden sind. Mit anderen Worten: Dein Zyklus kann dir sogar als sehr verlässliches Warnsignal dienen, das dich um Entschleunigung bittet.

Die folgende Übersicht zeigt dir, was deine natürlichen Sexualhormone in deinem Körper Tolles für dich leisten.

Östrogen	Progesteron
bewirkt den Aufbau der Gebärmutterschleimhaut	bewirkt den Umbau der Gebärmutterschleimhaut
verstärkt die Durchblutung der Vaginalschleimhaut	löst bei sinkendem Spiegel die Menstruationsblutung aus
macht dünnflüssigen, durchlässigen Zervixschleim	macht zähen Zervixschleim
stärkt die Libido	steigert die Körpertemperatur (um 0,2 bis 0,5° C)
wirkt auf Brustentwicklung und Intimbehaarung	wirkt auf Brustentwicklung und Intimbehaarung, hemmt die Milchbildung
ist verantwortlich für die weibliche Fettverteilung und kann Wassereinlagerungen verursachen	wirkt schwangerschaftserhaltend
wirkt eher psychisch stimulierend, macht gute Stimmung und Wohlbefinden	wirkt eher psychisch dämpfend, mindert Angst und Stress; fördert den Schlaf
schützt die Nerven, steigert die Gedächtnisleistung, senkt das Demenzrisiko	schützt die Nerven, steigert die Gedächtnisleistung, senkt das Demenzrisiko
wirkt sich positiv auf die Knochenstabilität aus	wirkt sich positiv auf die Knochenstabilität aus
wirkt gerinnungsfördernd	wirkt entzündungshemmend
schützt die Gefäße vor Arteriosklerose und beugt Herz-Kreislauf-Erkrankungen vor	entspannt die Gebärmuttermuskulatur und macht den Darm träge

Natürlich haben die Hormone nicht nur Wirkungen, die du begrüßt. Sonst müsste ich dieses Buch nicht schreiben. Mir ist es wichtig, dass du die wesentlichen Aufgaben und faszinierenden Kräfte deiner Sexualhormone kennst, bevor wir ins PMS einsteigen. Denn die Sexualhormone haben definitiv eine Imagekampagne verdient, um dich für ihren natürlichen Zauber empfänglich zu machen.

Entdecke deine Zyklus-Power

Ja, dein Zyklus hat Superkräfte. Das Kapitel über den wundersamen Menstruationszyklus wäre nur halb fertig, wenn ich dir die großartigen Energien verschweigen würde, die in dir schlummern oder vielleicht schon das ein oder andere Mal in Erscheinung getreten sind. Wenn du von diesen Superkräften bisher nichts gehört hast, denkst du jetzt vielleicht, ich hätte nicht mehr alle Tassen im Schrank. Dafür habe ich vollstes Verständnis, aber bitte lies trotzdem weiter.

Als ich zum ersten Mal in einem Blog über die Superkräfte des Zyklus las, konnte ich nur müde lächeln. In meinem Umfeld wurde der Zyklus, vor allem die Zeit vor und während der Menstruation, als Schwäche und Leistungsbremse verstanden. Damals lag ich gerade menstruierend und mit Unterbauchkrämpfen auf dem Sofa und konnte beileibe keine Superheldin in mir entdecken. Auch im Medizinstudium war von diesen Superkräften keine Rede gewesen. Ich war wütend, dass ich schon wieder im Job und privat ausfiel. Dabei fiel ich gar nicht aus, denn schon am nächsten Tag kam ich wieder meinen Pflichten nach und trat trotz Niedergeschlagenheit und Schmerzen mit reichlich Ibuprofen intus meinen Dienst an. Ohne es zu hinterfragen, habe ich mir den unsichtbaren Stempel aufdrücken lassen, als Frau mit Zyklusbeschwerden weniger leistungsfähig und damit weniger wert zu sein. Ich vergaß, für mich zu sorgen, und überhörte die magischen Signale, die mir mein Körper gab. Ich war überzeugt davon, dass mein Zyklus meine größte Schwäche ist. Die Vorstellung, dass in ihm Superkräfte stecken könnten, kam mir vollkommen irrsinnig vor.

So deutlich formuliert klingt das ziemlich krass, nicht wahr? Aber genau so habe ich über mich gedacht, und ich weiß, dass diese Denkweise unzählige Menstruierende unabhängig von ihrer Herkunft oder Ausbildung teilen. Eine grundlegende Ursache meines PMS lag definitiv in meiner Einstellung zur Weiblichkeit begründet. Erst als ich es – teilweise aus Neugierde und ehrlicherweise aus großer Verzweiflung – zuließ, auf die Signale meines Körpers zu hören, und der Theorie mit den Superkräften eine Chance gab, hat sich mein Zykluserleben von Grund auf verändert. Als ich mich näher mit meinen zyklischen Superkräften beschäftigte, waren sie mir überraschenderweise weder fern noch fremd. Ehrlich gesagt, hatten sie schon die ganze Zeit auf Abruf für mich bereitgestanden. Ähnlich wie meine Zyklusbeschwerden haben auch sie sich bemerkbar gemacht – sofern ich es zuließ, sie zu spüren. Sie zeigten sich als starker Antrieb und unbändige Energie in der Follikelphase, als ein Gefühl der Unwiderstehlichkeit zur Ovulation, als natürliches Bedürfnis nach Entschleunigung in der Lutealphase und als besondere Momente der Innenschau während der Menstruation. Für mich war das eine bahnbrechende Erkenntnis: Ab sofort wollte ich zur Gestalterin meines Zykluserlebens werden, indem ich meine Superkräfte für mich nutzte.

Natürlich sind die Gründe für PMS weder eindimensional als Ablehnung der Weiblichkeit zu verstehen noch bei allen Betroffenen identisch. Es gibt mehrere Theorien zur Entstehung von PMS, auf die ich noch ausführlich eingehen werde. Doch ganz egal, welche Ursachen deinem PMS zugrunde liegen, das Erkennen und Erkunden deiner zyklischen Superkräfte ist ein Meilenstein auf dem Weg zur gesunden Selbstwahrnehmung und wird dich bei der Selbstheilung unterstützen.

Obwohl ich mittlerweile ziemlich gut mit meinem Körper kommuniziere und meine Superkräfte kenne, lassen sich manche zyklischen Bedürfnisse teilweise bis heute nur schwer in meiner Lebensrealität umsetzen. Das ist keine große Überraschung, schließlich lebe ich ja nicht auf einer rosa Wolke im Einhornwald, über alle äußeren Einflüsse und gesellschaftlichen Zwänge erhaben. Doch ich kann stolz behaupten, dass ich inzwischen meinen Alltag überwiegend in meinem zyklischen Flow erlebe. Genau darauf kommt es an, und das ist eine bewusste Entscheidung. Denn in meinem Flow fühle ich mich rundum wohl, lebe mit Leichtigkeit meine Stärken aus und finde in allen Lebensbereichen zu meiner persönlichen Balance zwischen Höchstleistung und Wohlbefinden. Dabei heißt Höchstleistung für mich nicht »höher, schneller, weiter«, sondern bedeutet, gesund und bewusst im jeweiligen Moment mein volles Potenzial zu entfalten. Wenn ich im Flow bin, kann ich gewiss sein, dass PMS diesen Monat Pause hat. Eines möchte ich definitiv nicht mehr: mit Gewalt gegen meinen Zyklus ankämpfen und 5 bis 10 Tage des Monats abschreiben. Ich möchte ein gutes Vorbild für eine neue Generation von Menschen sein, die sich trauen, ihre eigenen Zyklusexpert*innen zu werden. Als Expertin der Medizin möchte ich dich ermutigen, den Superkräften in dir einen Logenplatz zu geben.

Wusstest du schon?
Menstruierende, die im Alltag auf ihre zyklischen Bedürfnisse achten, haben signifikant weniger Fehltage im Job, sind produktiver und allgemein zufriedener. Mehr dazu in Kapitel 4.

Dein Zyklus in vier Jahreszeiten

Genau wie das Jahr den vier Jahreszeiten folgt, durchlaufen auch Menstruierende in jedem Zyklus ihre inneren Jahreszeiten. Die Menstruation ist der innere Winter. Mit Beginn der Follikelphase setzt der innere Frühling ein. Die Ovulation gleicht inneren Sommertagen, und die Lutealphase wird als innerer Herbst bezeichnet. Klingt das etwas zu fantasievoll oder gar esoterisch für dich? Ich lade dich auf ein kleines Gedankenexperiment ein, eine Traumreise in die Welt der Gefühle: Stell dir vor, es ist Frühling. Die Vögel zwitschern. Du gehst nach draußen. Du triffst dich mit Freund*innen. Es fällt dir nicht schwer, neue Kontakte zu knüpfen. Von Tag zu Tag strahlst du mehr von innen heraus und fühlst dich pudelwohl. Vor Freude könntest du die ganze Welt umarmen. Einige Tage später sieht deine Welt plötzlich ganz anders aus. Du zweifelst an dir. Irgendwie fühlt sich vieles, was vor einer Woche noch kinderleicht war, nun schwer und nach viel zu viel an. Anstatt auszugehen, verbringst du den Abend lieber zu Hause mit Kuscheldecke auf dem Sofa und schaust deine Lieblingsserie. Deine Gefühle gleichen eher einem regnerischen Herbsttag. Du grübelst, sortierst deine Gedanken. Du möchtest ganz mit dir verbunden und allein sein. Erkennst du dich in dieser Geschichte wieder? Ich spüre mich deutlich. Mit jedem Zyklus beginnt mein aktiver Frühling aufs Neue, die Follikelphase, in der ich voller Antrieb neue Projekte plane und Bäume ausreißen könnte. Es folgt mein strahlender innerer Sommer. Er beschert mir den Höhepunkt meiner Anziehungskraft und Energie. Im Herbst der Lutealphase lässt mein Antrieb nach und wird ersetzt durch die nachdenkliche Seite in mir. Bis sich mein Körper zur Menstruation in winterlicher Stimmung nach Ruhe und Fürsorge sehnt. Dann lasse ich am liebsten die Welt vor meiner Haustür.

Der innere Winter

Die Zeit der Menstruation wird als innerer Winter bezeichnet. Du sehnst dich nach Ruhe und Geborgenheit. Nach draußen zu gehen oder dich in großen Menschenmengen aufzuhalten, strengt dich jetzt an. Viel lieber ziehst du dich zurück in den Kreis deiner Liebsten oder kuschelst dich allein aufs Sofa. Es ist eine Zeit, in der die Gedanken kreisen, auch Selbstzweifel können aufkommen. Allerdings kommt dir zum Ausgleich die Superkraft der Menstruationsphase zu Hilfe, nämlich deine nun besonders gute Reflexionsfähigkeit. Diese Phase kann dir zu bahnbrechenden Erkenntnissen verhelfen, wenn du in Ruhe die Herausforderungen der vorangegangenen Wochen Revue passieren lässt und Bilanz ziehst. Was hat dir gut getan? Worin warst du erfolgreich? Wo darfst du nachjustieren oder neue Wege ausprobieren? Für mich ist die Menstruationsphase mittlerweile von der gefürchtetsten zur wertvollsten Phase in meinem Zyklus geworden. Ich nutze sie jeden Monat, um mich zu erholen. Kein Tag vergeht ohne Selbstfürsorge. Ich horche ganz bewusst in mich hinein, frage mich, was mein Körper gerade braucht, und richte meine Prioritäten für den folgenden Zyklus neu aus. Es lohnt sich, sich mit Fragen zu beschäftigen, für deren Beantwortung du deine Intuition benötigst. Denn mit dieser bist du während deiner Menstruation sehr eng verbunden, wenn du es zulässt.

Was dir gut tut

» Während der Menstruation plane ich beruflich und privat bewusst Ruhepausen ein, genauso wie eine kleine Aufmerksamkeit nur für mich selbst. «

Der innere Frühling

Nach der ruhigeren Zeit des Winters beginnt mit der Follikelphase der aktive innere Frühling. Deine Energie kehrt zurück. Du blühst buchstäblich auf. Es ist an der Zeit, wieder nach draußen zu gehen, sich mit Freunden zu treffen oder neue Menschen kennenzulernen. Kommunikation ist jetzt deine Superkraft. Du machst Pläne, verwandelst kreative Ideen in konkrete Projekte und gehst in die Umsetzung. Mit jedem Tag, den der Eisprung näher rückt, nehmen deine Energie und Schöpferkraft zu. Dabei scheint kein Weg zu weit, keine Hürde zu hoch. In Sachen Leistungsfähigkeit und guter Laune bist du kaum zu übertreffen. Du spürst den Östrogen-Kick. Im Frühling und Sommer gibt es kein PMS.

Was dir gut tut

» Genieß deine Energie, aber beute dich nicht aus. Auch wenn du dich unbesiegbar fühlst: Jeder Mensch hat Grenzen – ein wichtiges Memo an mich in jeder Follikelphase. «

Der innere Sommer

Die Zeit des Eisprungs gleicht einem perfekten Sommertag. Es ist warm, die Sonne scheint, dazu weht ein laues Lüftchen. Diese Mischung aus Lebenslust, Sinnlichkeit und unbändiger Kraft macht die Ovulationsphase so besonders. Energie ist deine Superkraft: Du könntest Bäume ausreißen oder einen ganzen Regenwald neu anpflanzen. Nach außen kommunizierst du mühelos und bist gern unter Menschen. Mit Ausdauer, Überzeugungskraft und Charme führst du erfolgreich Vertragsverhandlungen und meisterst unangenehme Gespräche, ohne zu viele Federn zu lassen. Du bist unwiderstehlich. Die Ovulation lässt dich strahlen, und das spürst du. Die meisten Menschen mit einem Zyklus sind in dieser Phase mit sich im Reinen und gut in der Lage, sich selbst Liebe und Anerkennung zu schenken. Erfahrungsgemäß gehen sogar eher introvertierte Personen zum Eisprung hin mehr aus sich heraus.

Was dir gut tut

» Mach dir nicht zu viele Gedanken und genieße dich in vollen Zügen. Feiere deine Weiblichkeit. Ich kann es nicht oft genug sagen. «

Der innere Herbst

Mit der Lutealphase, dem inneren Herbst, kehrt Tag für Tag mehr Ruhe in dein Gemüt ein. Deine Energie lässt nach. Du hast nicht mehr das Bedürfnis, in neue Projekte zu springen oder scharenweise Menschen zu treffen. Es kann sogar sein, dass du dich von der Flut an Aufgaben, die du in der Follikelphase angehäuft hast, überfordert fühlst und dich nun fragst, wie du das alles nur bewältigen sollst. So geht es mir jedenfalls häufig. In der Lutealphase darfst du aufräumen und Ballast abwerfen. Deine Superkraft ist das Analysieren, es verhilft dir zu neuer und energieeffizienter Ausrichtung. Du wirst außerdem sensibler für zwischenmenschliche Konflikte und Stimmungsschwankungen, gerade wenn du deine Grenzen überschreitest und nicht in deiner Mitte bist. Daher solltest du dein Bedürfnis nach Ruhepausen nicht übergehen, einen Gang zurückschalten und deine Umgebung zu deinem Wohlfühlnest werden lassen.

Was dir gut tut

»Mach es dir gemütlich, egal wo du bist. Trage bequeme Kleidung, die du magst. Trinke am Arbeitsplatz deinen Lieblingstee. Zünde dir abends eine warme, strahlende Kerze an. Achte auf dein Wohlgefühl und tu dir etwas Gutes.«

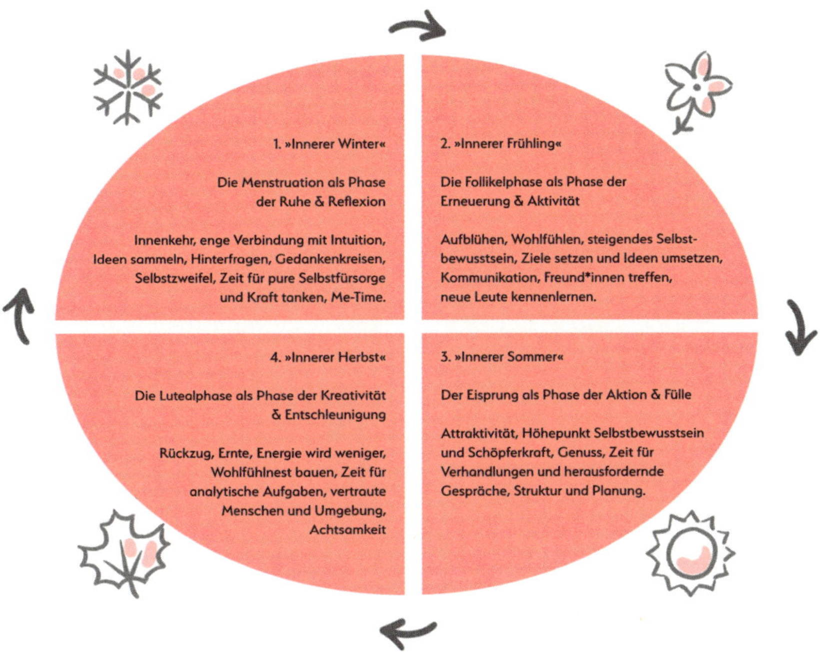
1. »Innerer Winter«
Die Menstruation als Phase der Ruhe & Reflexion
Innenkehr, enge Verbindung mit Intuition, Ideen sammeln, Hinterfragen, Gedankenkreisen, Selbstzweifel, Zeit für pure Selbstfürsorge und Kraft tanken, Me-Time.
2. »Innerer Frühling«
Die Follikelphase als Phase der Erneuerung & Aktivität
Aufblühen, Wohlfühlen, steigendes Selbstbewusstsein, Ziele setzen und Ideen umsetzen, Kommunikation, Freund*innen treffen, neue Leute kennenlernen.
3. »Innerer Sommer«
Der Eisprung als Phase der Aktion & Fülle
Attraktivität, Höhepunkt Selbstbewusstsein und Schöpferkraft, Genuss, Zeit für Verhandlungen und herausfordernde Gespräche, Struktur und Planung.
4. »Innerer Herbst«
Die Lutealphase als Phase der Kreativität & Entschleunigung
Rückzug, Ernte, Energie wird weniger, Wohlfühlnest bauen, Zeit für analytische Aufgaben, vertraute Menschen und Umgebung, Achtsamkeit

Die vier Jahreszeiten des Menstruationszyklus

So bringst du deine zyklischen Energien in den Flow

Mit diesen drei goldenen Regeln gelangst du mit Lust und Leichtigkeit in deinen zyklischen Flow:

1. Mach dir keinen Druck. Denk nicht zu viel darüber nach, wie die Sache mit dem Flow in deinem Alltag überhaupt funktionieren soll. Folge deiner inneren Stimme, der Intuition, jeden Tag ein bisschen mehr. Hast du Energie, dann nutze sie. Überkommt dich ein kreativer Gedanke, geh ihm nach. Hast du Lust, in Gesellschaft zu sein, verabrede dich mit Freunden oder lerne neue Menschen kennen. Bist du müde, dann geh schlafen. Sehnst du dich nach Ruhe, gönn dir echte Pausen. Je offensichtlicher die Antwort ist, desto mehr bist du in deinem Flow. Es sind nicht die großen Taten, sondern vielmehr kleine, sensible Veränderungen in deinem Verhalten, die dafür sorgen, dass du in deiner Mitte bist.
2. Verschaff dir eine Übersicht über deine Zyklusphasen und halte sie fest, entweder analog mit einem Zyklustagebuch oder digital getrackt in einer App. Das hilft dir dabei, deine Empfindungen, Beschwerden und Superkräfte realistisch einzuordnen und daraus zu lernen. Wie das genau funktioniert, verrate ich dir ab S. 101.
3. Beginn damit, Tag für Tag dein Zyklusgeschehen wahrzunehmen, vor allem wenn du gerade gar keine Zeit dafür zu haben meinst oder Beschwerden hast. Entwickle deine eigene Routine der Zyklusbeobachtung. Du könntest dir zum Beispiel jeden Morgen 5 Minuten blocken, um den Vortag mit Blick auf die Zyklusphase Revue passieren zu lassen. Innerhalb kürzester Zeit wirst du ein völlig neues Verständnis für deine zyklischen Bedürfnisse erlangen.

Um in deinen zyklischen Flow zu kommen, darfst du dich ausprobieren. Nach und nach wirst du mutiger werden und Vertrauen in deinen Körper aufbauen. Das Gute ist: Dein Körper spricht ununterbrochen mit dir. Du hast also viele Möglichkeiten zu üben. Manche Menschen haben leider im Laufe der Zeit eine große Mauer zwischen ihrem Bewusstsein und ihrem Körper errichtet, sodass es lange dauern oder sehr schwierig sein kann, wieder mit ihm in Kontakt zu kommen. Wenn du dich gänzlich entkoppelt fühlst, lege ich dir wärmstens eine professionelle Begleitung ans Herz.

Das regelmäßige, achtsame Beobachten des Zyklusgeschehens wird dich über kurz oder lang in einen zuverlässigen, respektvollen Kontakt mit deinem Zyklus führen. Du wirst lernen, besser auf seine Bedürfnisse zu hören, damit er in Zukunft nicht mehr so laut schreien muss.

Du machst die Regeln, nicht die anderen. Wenn du deinen Zyklus beobachtest, darfst du ganz bei dir, deinem Körper, deinen Gefühlen, deinen Themen und deinen Grenzen bleiben. Oberflächliche Vergleiche mit oder Bewertungen von anderen auf der Grundlage stereotyper gesellschaftlicher Normen bringen dich nicht weiter. Vergleiche sind nur dann sinnvoll, wenn du daraus lernen kannst, wie etwa aus einem ehrlichen Erfahrungsaustausch mit Gleichgesinnten.

Dein Umfeld mag sich wundern, dass du auf einmal so viel Zeit mit dir selbst verbringen möchtest, um dein zyklisches Erleben zu erkunden. Lass dich nicht beirren: Das ist mutig und stark. Zudem ist es eine sehr effektive Form der Gesundheitsvorsorge, die in Zukunft immer bedeutsamer werden wird. Du darfst behutsam, geduldig und freudig deinen eigenen Weg gehen. Dann kommen auch deine zyklischen Energien nach und nach in den Flow.

Fragen an dich

1. Welche Fragen zum Zyklus und zu seiner Biologie sind noch offen? Gehe Ihnen nach, wenn dir noch etwas auf der Seele liegt, bevor dich Unsicherheit blockiert.

2. Welche körperlichen Veränderungen kennst du aus deinen Zyklusphasen? Schreibe auf, was dir spontan einfällt, um Biologie und erlebte Realität abzugleichen.

3. Wie erlebst du deine Zyklusphasen emotional und energetisch? Hast du deine Superkräfte schon einmal gespürt?

4. Wann und wie gehst du im Alltag auf die Bedürfnisse deiner zyklischen Jahreszeiten ein? Wann unterdrückst du sie eher?

5. Wie oft gönnst du dir in der Lutealphase und während der Menstruation echte Pausen? Wie gestaltest du sie?

6. Legst du schwierige Gespräche oder Feste schon in die Ovulationsphase? Welche Erfahrungen hast du damit gemacht?

Kapitel 2:

PMS und PMDS

»Hilfe, ich habe PMS!«

PMS, was ist das überhaupt? Diese Frage lässt sich nicht knackig in einem Satz beantworten. Mit über 150 beschriebenen Symptomen zeigt sich ein bunter Strauß aus Beschwerden. Die häufigsten sind Unterleibsschmerzen, Bauchkrämpfe, Müdigkeit, Erschöpfung, Kreislaufprobleme, Verdauungsbeschwerden wie Durchfall oder Verstopfung, Übelkeit, Erbrechen, Rückenschmerzen, Spannungskopfschmerzen, Migräne, Appetitlosigkeit, Heißhungerattacken, Völlegefühl, Schmerzen und ein Spannungsgefühl in den Brüsten, Ödeme, Hautunreinheiten, Akne, eine erhöhte Sensibilität gegenüber äußeren Reizen wie Licht, Berührung oder Geräuschen, Stimmungsschwankungen, Antriebslosigkeit, Nervosität oder Ruhelosigkeit, Aggressivität, Reizbarkeit, depressive Verstimmtheit und Depressionen, Zweifel am Selbstwert, Angstzustände, Schlaf- und Konzentrationsstörungen.

Einige Beschwerden ähneln einander, andere sind genau gegensätzlich. Ein Teil der Betroffenen leidet regelmäßig an ein bis zwei Symptomen, andere an unzähligen wechselnden, und das in unterschiedlicher Intensität. Monat für Monat bewegen wir uns in einer »Alles kann, nichts muss«-Ungewissheit. Warum wann welche Beschwerden wie stark auftreten, lässt sich häufig nicht klar sagen und keinesfalls eindimensional beantworten. Die Definition des PMS ist bisher ziemlich ungenau, verbindliche Kriterien fehlen noch.

Wie viele Menschen haben PMS?

Jeder vierte Mensch mit Zyklus in Deutschland leidet an PMS, wobei sogar drei Viertel aller Menstruierenden angeben, regelmäßig Zyklusbeschwerden zu haben.

In welchem Alter tritt PMS auf?

PMS kann in jedem Alter auftreten. Voraussetzung ist, dass du einen Zyklus hast. Am häufigsten sind Menschen ab Ende zwanzig betroffen. Zudem können sich prämenstruelle Beschwerden in der Pubertät oder auch in den Wechseljahren bemerkbar machen, beides Phasen des hormonellen Umschwungs, die von großen Herausforderungen im Inneren und Äußeren gekennzeichnet sind.

Warum sind Menschen in den Dreißigern besonders anfällig für PMS?

Viele Menschen in den Dreißigern spüren zum ersten Mal seit der Pubertät wieder ihre natürlichen Hormonschwankungen. Sie setzen die Pille oder ein anderes hormonelles Verhütungsmittel ab, um schwanger zu werden, oder einfach nur, um nach über 10 Jahren hormoneller Unterdrückung ihren Zyklus kennenzulernen. Ein neuer Lebensabschnitt, besser gesagt: *Erlebens*abschnitt, beginnt – ähnlich wie in der Pubertät und den Wechseljahren, nur mit zusätzlichen Aufgaben. Eltern tragen auf einmal die Verantwortung für das Leben ihrer Kinder. Sie widmen sich in erster Linie deren Bedürfnissen, wobei sie ihre eigenen oft vernachlässigen. Sie bemühen sich, Familie und Beruf unter einen Hut zu bekommen. Bisweilen kommt zusätzlich die Pflege von Angehörigen hinzu. Doch auch ganz ohne Care-Arbeit bewegen sich viele Menschen in ihren Dreißigern in einem Spannungsfeld zwischen beruflicher Selbstverwirklichung und Fragen der persönlichen Lebensgestaltung. Das birgt ein enormes Stresspotenzial. Alle genannten Aspekte gelten als Risikofaktoren für das Auftreten von PMS und beeinflussen dessen Intensität. Wie viele davon hast du in deinem Leben?

Wann treten PMS-Symptome auf?

Zum Glück arbeitet das PMS nur in Teilzeit gegen dich. Die Follikelphase und die Ovulation sind immer PMS-frei. In der zweiten Zyklushälfte können die ersten Symptome bereits 10 bis 14 Tage vor der Menstruation auftreten, meistens sind es allerdings eher

5 bis 10 Tage. Die PMS-Beschwerden verschlimmern sich, je näher die Periode rückt, und sie verschwinden in den ersten Tagen der Blutung.

Gibt es verschiedene PMS-Typen?

In älterer Fachliteratur habe ich die Unterteilung des PMS in 6 Typen gefunden, die auf dem jeweils dominierendem Symptom basiert: A für *Anxiety* (Angst), C für *Craving* (Heißhunger), D für *Depressionen*, H für *Hydration/Water Retention* (Wassereinlagerungen), O für *Other* (andere Symptome) und T für *Total* (alle genannten Symptome zusammen).

Manche Betroffene finden diese Einteilung hilfreich, da sie Monat für Monat wiederkehrende Beschwerden erleben und das PMS für sie dadurch greifbarer wird. Andererseits kann eine Kategorisierung den eigenen Blickwinkel einschränken oder eine Erwartungshaltung stützen. Ich arbeite daher lieber symptomorientiert und konzentriere mich ganz individuell auf das aktuelle Beschwerdebild.

Ist PMS überhaupt eine Krankheit?

Eine sehr gute Frage! Entgegen der Meinung einiger nicht betroffener oder unaufgeklärter Personen beantworte ich sie mit einem klaren Ja. Wenn die Beschwerden deine körperliche und psychische Gesundheit, dein berufliches und soziales Umfeld stark beeinträchtigen, dann hat PMS Krankheitswert. Da 25 % aller Menschen mit Zyklus davon betroffen sind, bezeichne ich PMS sogar als Volkskrankheit.

Ist damit also auch dein Zyklus eine Krankheit? Nein, bitte glaub das nicht. Schreib dir bloß nicht »Defekt« auf Stirn, Gebärmutter oder Eierstöcke. Dein Zyklus ist dein Gesundheitskapital und ein zuverlässiger Indikator, wenn etwas nicht stimmt. Ein zyklusbewusstes Leben darf zur Quelle deiner Gesundheit werden und dir ein neues Wohlgefühl schenken.

Eine besonders schwere Form des PMS, bei der psychische Beschwerden im Vordergrund stehen und für einen hohen Leidensdruck sorgen, ist die prämenstruelle dysphorische Störung, kurz **PMDS**. Hierfür gibt es eine verbindliche Definition. Die Betroffenen leiden unter starken Stimmungsschwankungen, Reizbarkeit, innerer Unruhe, Selbstzweifeln und depressiven Verstimmungen, die ihr soziales und berufliches Umfeld oft erheblich beeinflussen. Schätzungsweise 5 bis 8 % aller Menschen mit Zyklus sind davon betroffen. Wegen der hohen Impulsivität und teilweisen Aggressivität der Betroffenen in der zweiten Zyklushälfte sprechen Therapeut*innen vom »Dr. Jekyll und Ms Hyde«-Phänomen. Aber Achtung: Das PMS ist keine Persönlichkeitsstörung, wie sie im Roman *Der seltsame Fall des Dr. Jekyll und Mr. Hyde* beschrieben wird, auch wenn viele Betroffene das Bild mit den zwei Gesichtern im Zyklus gut nachvollziehen können.

Ich werde das PMS und das PMDS in diesem Buch gemeinsam behandeln. Der Übergang zwischen ihnen kann fließend sein und die Therapieansätze gleichen sich in weiten Teilen. Eines aber möchte ich betonen: Wenn du glaubst, PMDS zu haben, brauchst du meiner Meinung nach unbedingt und am besten gleich morgen professionelle ärztliche Unterstützung. Beim PMS ist dies natürlich auch wünschenswert. Doch in den tiefen Tälern der PMDS-Zeit können so schwere Verhaltensänderungen und depressive Phasen auftreten, dass du dich und dein soziales und berufliches Umfeld stark beschädigst. Sogar Suizidgedanken können aufkommen. Daher ist in einigen Fällen zumindest zeitweise eine medikamentöse Therapie und/oder eine begleitende Psychotherapie ratsam. Ärzt*innen helfen dir dabei, das zu beurteilen.

Wusstest du schon?
Wenn nur ein Viertel aller Menstruierenden angibt, keine Zyklusbeschwerden zu haben, leiden vermutlich drei von vier deiner Freund*innen darunter. Sprich mit ihnen darüber und unterstützt euch gegenseitig.

Warum geht es dir vor den Tagen so schlecht?

In medizinischen Fachbüchern wird das PMS als *psycho-endokrine Dysfunktion* bezeichnet, also eine Fehlregulation der Psyche und der Hormone. Seine Entstehungsfaktoren werden als »bio-psycho-sozial« beschrieben. Demnach ist ein sensibler Körper die Grundvoraussetzung, doch deine Psyche spielt ebenfalls eine Rolle, und auch deine soziale Prägung hat Einfluss auf die Entstehung von PMS. Die einzelnen Faktoren sind unterschiedlich stark ausgeprägt und können sich im Laufe der Jahre verändern. Daher darf auch deine Therapie ganz auf dich zugeschnitten sein, finde ich. Zunächst werfen wir aber einen Blick auf die gängigsten Theorien zur Entstehung von PMS.

Überempfindlichkeit gegenüber Sexualhormonen

Menschen mit PMS reagieren auf den Anstieg des Progesterons und den gleichzeitigen Abfall des Östrogens in der Lutealphase erwiesenermaßen empfindlicher als Menschen ohne PMS. Bei ihnen führt die natürliche Umstellung der Sexualhormone in der zweiten Zyklushälfte zu einer körperlichen Überreaktion. Beim PMDS konnte in Studien sogar eine genetisch bedingte Überempfindlichkeit gegenüber den Sexualhormonen nachgewiesen werden. Eine Zeit lang ging man davon aus, dass umgangssprachlich ein hormonelles Ungleichgewicht durch eine Gelbkörperschwäche oder Östrogendominanz in der zweiten Zyklushälfte Ursache der PMS-Beschwerden ist. Diese Theorie ist mittlerweile widerlegt. Es gibt natürlich trotzdem Menschen, die wegen einem zu niedrigen Progesteron und erhöhtem Östrogen unter Zyklusbeschwerden leiden. Oder gleich beides haben: PMS und eine Gelbkörperschwäche. So wie man eben auch gleichzeitig Läuse und Flöhe haben kann.

Wichtig für dich ist zu wissen, dass deine Hormone beim PMS nicht grundsätzlich im Ungleichgewicht sind, sondern dass bei dir wahrscheinlich eine Überempfindlichkeit gegenüber den Sexualhormonen in ihren natürlichen Schwankungen vorliegt. Diskutiert wird in der Fachwelt außerdem der Einfluss von Abbauprodukten des Progesterons sowie eine Wechselwirkung von Östrogen und Progesteron mit anderen Hormonen wie Serotonin, Prolaktin, Adrenalin, Cortisol, Testosteron, Histamin und Melatonin in Bezug auf die Entstehung und Verstärkung der Beschwerden.

Nun kommt noch ein Hinweis für absolute Wissenschafts-Freaks: Jüngste Forschungen legen nahe, dass es bei der Signalverarbeitung des neuroaktiven Steroids Allopregnanolon (ALLO) an den GABA-A-Rezeptoren im Gehirn beim PMDS zu Störungen kommt. ALLO-GABA-was? ALLO entsteht aus Progesteron und stimuliert im Gehirn die Gamma-Amino-Buttersäure-A-Rezeptoren, kurz GABA-A-Rezeptoren. Diese haben eine angstlösende, schlaffördernde und entspannende Wirkung. Bei Menschen mit PMDS scheint die Signalverarbeitung an den Rezeptoren gestört zu sein. Eine spannende Erkenntnis für künftige Therapieansätze.

Was dir gut tut

» Drücke dir und deinen Sexualhormonen nicht den Stempel der Überempfindlichkeit auf, der du hilflos ausgeliefert bist. Nimm stattdessen deine Hormone an und akzeptiere, dass ihr zusammengehört und zusammenarbeiten dürft. «

Serotonin und die Stimmung

Serotonin ist ein Botenstoff deines Körpers, der hauptsächlich im Darm produziert wird. Er hat Einfluss auf deine Stimmung, deinen Antrieb, deine Schmerzwahrnehmung, deinen Schlaf-Wach-Rhythmus, deine Körpertemperatur, deinen Appetit und deine

Verdauung. Zusammen mit dem Östrogen, den Endorphinen sowie mit Dopamin, Noradrenalin und Oxytocin gehört er zu den Stimmungsmachern. In der Lutealphase sinkt im Blut sowohl die Konzentration des Östrogens als auch die des Serotonins, was eine erhöhte Anfälligkeit für Stimmungstiefs nahelegt. Allerdings konnten Studien keinen direkten Zusammenhang zwischen der Höhe des Serotoninspiegels im Blut und der Ausprägung depressiver Verstimmungen bestätigen.

Wenn Serotonin hauptsächlich im Darm produziert wird, wie gelangt es danach ins Gehirn? Die Antwort lautet: gar nicht. Die Nervenzellen im Gehirn können ihr Serotonin selbst herstellen. Dafür brauchen sie allerdings die lebensnotwendige Aminosäure Tryptophan, die du mit der Nahrung aufnimmst. Diese muss vom Darm über das Blut in dein Gehirn wandern. Voraussetzung dafür sind eine gesunde Darmflora und das Vorhandensein von Insulin, das als Transportmedium über die Blut-Hirn-Schranke fungiert. Im Stimmungsbarometer haben dein Darm und dein Gehirn einen heißen Draht zueinander. In Zukunft wird uns die Forschung vermutlich mehr Erkenntnisse zum Mikrobiom, also deiner Darmflora, liefern – und damit auch zum Serotonin und seinem Einfluss auf deine Stimmung und das PMS. Ich merke enorm, wie meine Ernährung meine Stimmung beeinflusst. So, wie die Liebe durch den Magen geht, scheint mein Glücklichsein durch den Darm zu gehen. Hege und pflege daher deine Darmbakterien und damit dich.

Was dir gut tut

» Wenn du lachst, werden im Gehirn Serotonin und Endorphine ausgeschüttet. Setze jetzt dein breitestes Lächeln auf und halte es für 30 Sekunden. Du wirst den Gute-Laune-Effekt sofort spüren. «

Prolaktin und die Fruchtbarkeit

Ein weiteres Hormon, dessen Spiegel in der zweiten Zyklushälfte ansteigt, ist das Prolaktin. Vielleicht ist es dir aus der Schwangerschaft oder der Stillzeit als Hormon für die Milchbildung ein Begriff. Interessanterweise wird es zudem in stressigen Lebensphasen vermehrt gebildet. Ein erhöhter Prolaktinspiegel kann ein Spannungsgefühl und Schmerzen in den Brüsten, Hitzewallungen, Niedergeschlagenheit, das Ausbleiben des Eisprungs, Zyklusstörungen und Unfruchtbarkeit bewirken. In herausfordernden Phasen schränkt der Körper damit seine Reproduktionsfähigkeit ein. Eine Überproduktion von Prolaktin kann zyklusphasenübergreifend Auslöser oder Verstärker der erwähnten Beschwerden sein.

Wusstest du schon?
Sogar ein stressbedingt zu hoher Prolaktinspiegel kann deine Brüste zur Milchbildung anregen, du musst nicht einmal schwanger sein. Ich habe es selbst auf meiner Weltreise mit häufigen Ortswechseln und Jetlag erlebt. In solchen Fällen ist ein gynäkologischer Check-up zu empfehlen, um andere Ursachen auszuschließen.

Mikronährstoff- und Vitaminmangel

Biohacking liegt voll im Trend. Bei PMS kann es sehr sinnvoll sein, dir einmal näher anzusehen, welche Mikronährstoffe und Vitamine du zu dir nimmst. Heutzutage ist unsere Ernährung oft nicht ausgewogen, und so haben viele Menschen unbemerkt einen relativen Mangel. Besonders eine Unterversorgung mit den Vitaminen B, D und E, Omega-3-Fettsäuren, Eisen, Calcium und Magnesium steht im Verdacht, PMS-Symptome zu verstärken oder sogar auszulösen. Im Umkehrschluss kannst du durch eine ausgewogene Zufuhr dieser Nährstoffe deinem Körper helfen.

Die evidenzbasierte Forschungslage ist in diesem Bereich noch recht dünn, sodass ich mich neben den bisherigen Studien von meinem gesunden Menschenverstand leiten lasse. Dass die Ernährung unserer westlichen Wohlstandsgesellschaft nicht unseren körperlichen Bedürfnissen entspricht, ist angesichts der Zunahme von Krankheiten wie Adipositas, Diabetes, Bluthochdruck, den meisten Krebsarten und Erkrankungen entzündlicher und autoimmuner Genese kein Geheimnis. Fast immer ist deine Lebensführung ein bedeutsamer Risikofaktor und Schlüssel zur Therapie zugleich. Warum solltest du beim PMS vor dieser Tatsache die Augen verschließen? Sich gesund und ausgewogen zu ernähren ist in jeder Lebenslage eine gute Wahl.

Insulin und Blutzuckerregulation

»Du bist, was du isst.« – Ein ausgelutschter Spruch, in dem viel Wahres steckt. Vor allem der Blutzucker scheint einen Einfluss darauf zu haben, wie du deinen Zyklus wahrnimmst, insbesondere im Hinblick auf die Intensität von PMS-Beschwerden wie Unterbauchschmerzen und Krämpfe sowie die Entstehung entzündlicher Vorgänge. Das den Blutzucker regulierende Hormon Insulin sorgt nämlich nicht nur dafür, dass der Zucker aus dem Blut in die Zellen aufgenommen wird. Man vermutet, dass Insulin an Rezeptoren der Gebärmutter andocken kann, die sonst von dem Entzündungshormon Prostaglandin besetzt sind. Ist dies der Fall, befinden sich mehr Prostaglandine im freien Blutkreislauf. Diese können entzündliche Prozesse befeuern und Krämpfe der Gebärmutter und des Darms auslösen beziehungsweise verstärken. Einen klaren wissenschaftlichen Beleg für diese Theorie gibt es noch nicht, auch wenn sich das Ganze für mich recht schlüssig anhört. Dass man von Hunger, schwer verdaulichem Essen und starken Blutzuckerschwankungen Bauchschmerzen und schlechte Laune bekommen kann, kennt jede*r von uns. Gib daher vor allem in der zweiten Zyklushälfte darauf acht, weder in eine Unterzuckerung zu geraten noch zu viele einfache Kohlenhydrate zu dir zu nehmen, wie sie in Süßigkeiten und Teigwaren stecken.

Wusstest du schon?
Im Zusammenhang mit PMS und PMDS steht seit einiger Zeit der Botenstoff Histamin in Verdacht, entzündliche Prozesse und psychische Symptome auszulösen. Eine hochinteressante Fährte, von der in Kürze bestimmt mehr zu hören sein wird.

Schilddrüsenunterfunktion

Auch eine Schilddrüsenunterfunktion kann PMS-Beschwerden hervorrufen oder verstärken. Allerdings können Stimmungsschwankungen, depressive Verstimmungen und Zyklusunregelmäßigkeiten genauso Symptome einer Unterfunktion sein. Was zuerst da war, lässt sich unter Umständen kaum herausfinden. Auf jeden Fall ist es empfehlenswert, im Rahmen einer weitsichtigen Diagnostik beim PMS die Schilddrüsenhormone kontrollieren zu lassen. Denn eine Schilddrüsenunterfunktion sollte medikamentös behandelt werden.

Von der Mutter geerbt

Ein spezifisches PMS-Gen gibt es nicht. Allerdings zeigten einige Studien beim PMDS wiederkehrende Veränderungen in bestimmten Genkomplexen. Schaut man genauer hin (oder fragt genauer nach), sind teilweise alle Menstruierenden einer Familie betroffen, und zwar generationenübergreifend. Da liegt eine erbliche Komponente auf der Hand. Früher waren Zyklusbeschwerden bloß kein Thema, über das offen geredet wurde. Schmerzen und Stimmungsschwankungen gehörten als lästiges Übel dazu. So wurde leider nicht nur die genetische Veranlagung zum PMS, sondern auch eine negative Einstellung zum Zyklus vererbt.

Liebe Eltern, Lehrer*innen, Ärzt*innen und alle Menschen, die die Zyklusgesundheit junger Menstruierender prägen: Sätze wie »Menstruation tut weh«, »Oje, jetzt hast du auch diesen Mist«, »Da musst du durch« oder »Bin ich froh, dass ich das los bin« haben eine große und unheilvolle Tragweite. Lasst uns aus den Fehlern der Vergangenheit lernen und neue Generationen lieber mit einer zykluspositiven Einstellung auf Erkundungstour schicken.

Wusstest du schon?
Die ethnische Herkunft und der sozioökonomische Status haben keinen Einfluss auf Entstehung oder Schwere des PMS.

Die zehn häufigsten PMS-Beschwerden mit Tipps zur Selbsthilfe

Lass uns nun ins Detail gehen und die Entstehung der häufigsten PMS-Symptome unter die Lupe nehmen. Damit du dich nicht bis zum Therapiekapitel gedulden musst, verrate ich dir jeweils gleich im Anschluss meine Lieblingstipps aus der Hausapotheke und zur Selbstfürsorge. Einen umfassenden Überblick über alle Therapieansätze inklusive Medikamenten findest du in Kapitel 3.

Unterleibsschmerzen und Krämpfe

Bei der Menstruation zieht sich die Gebärmutter zusammen, um die alte Schleimhaut abzustoßen. Dies wird durch Prostaglandine verursacht und sollte eigentlich nicht sonderlich schmerzhaft sein. Hast du das anders gelernt? Das macht mich wütend! Gerade weil ich diese Erkenntnis auch erst vor ein paar Jahren hatte. So viel Leid hätte ich mir und meinen Patient*innen dadurch ersparen können. Schmerzen sollte man nachgehen. Übrigens, wenn du dich auf Schmerzen einstellst, steigt die Wahrscheinlichkeit, dass du auch welche spüren wirst.

Auf biologischer Ebene vermutet man bei besonders starken und schmerzhaften Krämpfen einen Überschuss des Entzündungshormons Prostaglandin im Blut. So findet man spannenderweise bei Menschen mit Menstruationskrämpfen signifikant häufiger entzündliche Prozesse im Körper. Wie im Abschnitt zum Insulin bereits erwähnt, steigert vermutlich auch ein hoher Blutzuckerspiegel die Menge an Prostaglandinen im Blut. Deine Ernährung, deine persönliche Fitness, dein Schlafverhalten, deine innere Einstellung, deine Belastung und generell dein Umgang mit Stress tragen entscheidend dazu bei, ob und in welcher Stärke du Beschwerden wahrnimmst. Wichtig ist, bei anhaltenden Menstruationsbeschwerden einen gynäkologischen Check-up zu machen. Es können nämlich auch andere Ursachen hinter den Schmerzen stecken, wie beispielsweise eine Endometriose, Myome sowie akute oder chronische Entzündungen, die behandelt werden müssen.

Meine Hausapotheke

- Beruhigende Tees: Kamille, Fenchel-Kümmel-Anis, Frauenkräuter-Mischungen
- Lavendel als ätherisches Öl aufs Handgelenk oder als Emulsion in einem warmen Bad
- Wärmflasche oder ein Capsaicin-Pflaster für den unteren Rücken
- Ingwer in allen Varianten als natürliches Schmerzmittel und gegen Übelkeit
- Ibuprofen, Paracetamol und Buscopan bei Bedarf
- 300 mg Magnesium pro Tag ab 7 bis 10 Tage vor Beginn bis zum Ende der Menstruation

Was dir gut tut

» Mein heißer Tipp bei Menstruationskrämpfen ist der Ingwer-Zitronen-Extrakt meines Schwiegervaters. Er ist warm und kalt ein Genuss und zudem ein wahrer Booster für dein Immunsystem. Das Rezept findest du auf S. 158. «

Müdigkeit und Erschöpfung

Dem Progesteron sei Dank sehnst du dich im inneren Herbst nach Ruhe und Geborgenheit. Gehst du nicht auf dieses Bedürfnis ein, reagiert der Körper mit Erschöpfung. Kein Wunder. Er hat dich gebeten, langsamer zu laufen, und du meldest dich zu einem Wettrennen an. Das kann nicht funktionieren. Einen Gang herunterzuschalten und häufigere Pausen sind jetzt angesagt. Bei anhaltender Erschöpfung lohnt es sich, den Eisen- und Vitamin-D-Wert im Blut kontrollieren zu lassen. Eine Eisenmangelanämie bei Menstruierenden ist nicht selten. Und im Winter fehlt fast allen Mittel- und Nordeuropäer*innen Vitamin D, sofern sie kein Nahrungsergänzungsmittel einnehmen oder auf den Kanaren leben. Fast unbemerkt kann durch solche Mangelsituationen deine Lebensenergie so weit herunterbrennen, bis sie nur noch auf Sparflamme läuft. Noch streiten sich die Geister, welche Vitamine und Mineralstoffe beim PMS kontrolliert werden sollten. Die Kosten für die Bestimmung der Werte von Eisen und Vitamin D werden bei Beschwerden und tatsächlicher Mangelsituation von vielen Krankenkassen übernommen. Warum also im Ungewissen bleiben?

Meine Hausapotheke

- Ausruhen, mal nichts tun und schlafen
- Entspannungsübungen und achtsame Sportarten
- Belebende Getränke mit leichter Schärfe wie Ingwertee oder ein Spicy Chai, um den Kreislauf in Schwung zu bringen

- Beruhigende Tees, um die Ruhe anzunehmen
- Regelmäßige, nährende Mahlzeiten. Viel zu oft lassen wir Mahlzeiten weg oder snacken, ohne nachzudenken.
- 300 mg Magnesium pro Tag. Bitte beachte: Von zu viel Magnesium bekommst du Durchfall. Reduziere dann die Dosis.
- Weitere Nahrungsergänzungsmittel nach Bedarf

Was dir gut tut

» Um einem Eisenmangel vorzubeugen, kannst du regelmäßig eisenhaltige Nahrung zu dir nehmen. Das muss kein Fleisch sein. Linsen, Haferflocken und grünes Blattgemüse sind hervorragende Eisenlieferanten. «

Kopfschmerzen und Migräne

Es wird vermutet, dass PMS-Kopfschmerzen und Migräneattacken durch den plötzlichen Abfall des Östrogenspiegels und die geringere Serotoninkonzentration im Blut begünstigt werden. Ein niedriger Serotoninspiegel senkt möglicherweise in den betreffenden Gehirnarealen die Schwelle für Schmerzreize. Ein höherer Prostaglandinspiegel während der Periode hält wiederum die gesteigerte Anfälligkeit für Kopfschmerzen und Migräne bis zum Ende der Menstruation aufrecht. Menschen mit Migräne können sich für ihre Vorzeichen sensibilisieren und der vollen Dröhnung frühzeitig mit eingeübten Ritualen der Selbstfürsorge entgegenwirken.

Meine Hausapotheke

- Trinken, trinken, trinken
- Tee aus Teufelskralle oder Weidenrinde oder frischer Ingwertee
- Ein starker koffeinhaltiger Kaffee und Vitamin C
- Kalte Kompressen auf Stirn, Scheitel oder Schläfen

- Pfefferminzöl auf ein Tuch, die Haut oder als Raumduft
- Spazieren gehen
- Den Raum abdunkeln und Pause machen
- Reduzierte Bildschirmzeiten
- Verzicht auf Alkohol und Zigaretten
- Schmerzmittel bei Bedarf
- 300 mg Magnesium pro Tag

Was dir gut tut

» Ein Spaziergang kombiniert gleich drei Basiselemente der Selbstfürsorge: Sonnenlicht, frische Luft und Bewegung. Dazu empfehle ich einen alkoholfreien »Anti-Migräne-Tequila«: einen starken Espresso mit Zitrone. «

Verdauungsstörungen

Progesteron macht den Darm lahm. Wer schon mal schwanger war, kann davon ein Lied singen. Auch in der zweiten Zyklushälfte bemerken viele Menstruierende eine träge Verdauung, die oftmals zu Verstopfung und Bauchschmerzen führt. Wird der Cheeseburger in der Follikelphase noch spielend verdaut, treibt er in der Lutealphase sein Unwesen in dir, bläht dich auf, steigert vermutlich den Prostaglandinspiegel und bringt den Stuhlgang durcheinander. Dein Darm schlägt Alarm. Eine Faustregel für alle Lebenslagen lautet: Einmal am Tag hell- bis dunkelbrauner Stuhl, der weder zu hart noch zu weich ist, der ohne viel Drücken oder Schmerzen zu verursachen unseren Enddarm verlässt und weder beißend noch faulig riecht, ist ein verlässliches Zeichen für eine gute Darmgesundheit. Andernfalls hast du ein Problem. Schenke deinem Stuhl die ihm gebührende Aufmerksamkeit. Kinder und alte Menschen tun dies auch ohne Scham.

Meine Hausapotheke

- Ausreichend trinken: Wasser, Saftschorle in Maßen, verdauungsfördernde Tees wie Fenchel-Kümmel-Anis oder Kamille
- Leinsamen, Weizenkleie, Flohsamen und Trockenfrüchte als natürliche Abführmittel zum Beispiel als Zutat im Müsli
- Moderate körperliche Aktivität
- Auch bei Verstopfung kann die Einnahme von Magnesium dabei helfen, diese zu lösen.

Was dir gut tut

» Wenn du dein Mikrobiom im Darm mit bunt gemischter, ballaststoffreicher Kost förderst, dankt es dir deine Unterstützung mit wohlgeformtem Stuhl, mehr Energie und guter Laune. «

Brustspannen und Wassereinlagerungen

Brustspannen und Wassereinlagerungen, auch Ödeme genannt, treten im Zyklus ab der Ovulation auf. In der Zyklusmitte ist der hohe Östrogenwert für die Ödeme verantwortlich. Vielleicht hast du in dieser Zeit schon mal eine leichte Schwellung oder ein Kribbeln in deinen Händen und Füßen bemerkt? Das sind Wassereinlagerungen. In der zweiten Zyklushälfte begünstigt der hormonelle Wechsel die Bildung von Ödemen. Er macht die Beine schwerer und die Knöchel dicker. Das Phänomen der schmerzhaften, schweren Brüste *(Mastodynie)* wird meist eher durch den Prolaktinspiegel oder eine gesteigerte Sensibilität für diesen verursacht. Prolaktin stimuliert das Brustdrüsengewebe, was als schmerzhafte Schwellung empfunden werden kann.

Meine Hausapotheke

- Ausreichend trinken: Grüntee soll eine östrogenregulierende Wirkung haben, Brennnesseltee entwässert.
- Kühle Brustwickel mit Quark, Weißkohl oder Pfefferminzöl
- Trage gut sitzende BHs, die dir Halt geben, aber dich nicht einschnüren.
- Salzarme, entwässernde Kost mit viel Obst, Gemüse und Ballaststoffen
- Phytoöstrogene sollen hohe Östrogenspiegel dämpfen. Du findest sie in Soja, Miso-Paste, Leinsamen, Kürbiskernen, Oliven, Nüssen und Erdbeeren.
- Bewegung aktiviert die Venenpumpe gegen Ödeme.

Was dir gut tut

» Am Abend die Beine hochzulegen, ist angenehm und wirkungsvoll. Hin und wieder bitte ich meinen Partner zusätzlich um eine Massage, beziehe ihn so in mein zyklisches Befinden mit ein und schaffe Nähe durch Berührung. «

Hautunreinheiten und Akne

Kennst du das auch? Ein Pickel sprießt zum Eisprung, und kurz darauf beginnt im Gesicht deine allmonatliche Lutealphasen-Pubertät. Dabei hattest du gehofft, dass das Thema mit dem 18. Geburtstag durch sein würde. Hormonelle Veränderungen im Zyklus kannst du auf deiner Haut sehen. Denn die Sexualhormone wirken auf die Talgdrüsen, die Feuchtigkeit und die Durchblutung der Haut. In der Follikelphase ist deine Haut rein und ebenmäßig. Der steigende Testosteronspiegel, der dir zum Eisprung den Höhepunkt deines Lustempfindens verschafft, schenkt dir ganz nebenbei auch einen strahlenden Teint. Wenn jedoch der Östrogenspiegel als Gegenspieler zum Testosteron sinkt und das Testosteron kurzzeitig die Oberhand gewinnt, regt dies die Talgdrüsen zur Produktion an. Die Haut wird fettiger, Poren können verstopfen und es bilden sich Pickel. In ausgeprägten Fällen spricht man von hormoneller Akne oder Menstruationsakne. Wenn du davon betroffen bist, solltest du ab der Lutealphase besonders darauf achten, dein Gesicht täglich zu reinigen, um überschüssigen Talg und Schmutz zu entfernen. Zur Menstruation ist deine Haut am sensibelsten, da die Talgproduktion sehr gering ist und die Haut dabei recht trocken wird. Neue Pickel entstehen in der Regel nicht. Alte Pickel können aber entzündet bleiben, und auch neue Rötungen sind wegen der trockenen Haut typisch.

Meine Hausapotheke

- Reinige deine Haut jeden Abend mit Wasser oder einer Reinigungslotion.
- Verwende Hautpflege, die zu deinem Hauttyp passt.
- Antientzündliche Tinkturen zum Auftupfen: Teebaumöl, Propolis oder Mahonienrinden-Tinktur
- Hautmaske aus Heilerde oder Hefeflocken mit Wasser
- Verzichte auf Alkohol, Nikotin und zu viel Zucker.

Was dir gut tut

» Wenn du neue Hautpflegeprodukte testen möchtest, dann tu es in der Follikelphase. In dieser Zeit ist deine Haut am probierfreudigsten. «

Innere Unruhe und Schlafstörungen

Du stehst eigentlich ständig unter Strom? Selbst in Momenten der Ruhe schießen dir laufend Gedanken durch den Kopf? Ob Tag oder Nacht, du findest den Pausenknopf einfach nicht? Du kannst schwer einschlafen oder wachst nachts auf, weil dich das Gedankenkarussell um den Schlaf bringt? Innere Unruhe und Schlafstörungen können zermürbend sein. Leider betrifft dies häufig und heftig Menschen mit PMS (und besonders mit PMDS). Anscheinend kann in diesen Fällen das Progesteron seine beruhigende Wirkung nicht so entfalten wie von Mutter Natur gedacht. Unruhe und Schlafstörungen können sich gegenseitig bedingen und verstärken.

Neben den Sexualhormonen können auch Schilddrüsen- und Stresshormone auf dein inneres Gleichgewicht einwirken. Ein zu niedriger Melatoninspiegel kann ebenfalls mit Schlafstörungen in Zusammenhang stehen. Abgesehen von den hormonellen Gegebenheiten darfst du eines niemals vergessen, und ich werde nicht müde, es in diesem Buch so oft wie möglich zu wiederholen: Den größten Einfluss auf dein inneres Gleichgewicht kannst du selbst nehmen. Es liegt bei dir, mit entsprechenden Veränderungen deines Lebensstils Positives zu bewirken.

Meine Hausapotheke

- Beruhigende Tees: Hopfen, Baldrian, Melisse, Kamille, Lavendel und Passionsblumenkraut sowie nach ärztlicher Rücksprache auch Johanniskraut
- Ätherische Öle: Lavendel, Melisse, Neroli, Fichte, Orange, Bergamotte
- Verzichte möglichst immer, vor allem jedoch abends auf Alkohol und Zigaretten sowie auf schweres Essen.
- Kein anstrengender Sport am Abend. Lieber ein Spaziergang an der frischen Luft oder sanfte, achtsame Bewegungsarten wie Yoga, Tai-Chi oder Qigong
- Ein warmes Bad oder Fußbad
- Schlafrituale und Entspannungsübungen vor dem Zubettgehen
- Vermeide am Abend das blaue Licht von Displays.
- 300 mg Magnesium pro Tag

Was dir gut tut

» Auch die klassische heiße Milch mit Honig (als vegane Variante mit Sojamilch) kann dir ein Gefühl der Geborgenheit schenken und dir abends helfen, zur Ruhe zu kommen. «

Stimmungsschwankungen und Depressionen

Gerade noch bist du gut drauf und willst mit Freund*innen auf eine Party gehen. In der nächsten Minute kochst du schon vor Wut, dein Umfeld geht dir tierisch auf die Eierstöcke und du willst lieber allein sein. Nichts kann man dir recht machen. War eben noch alles schön, ist im nächsten Moment alles schlimm. Es kann sein, dass du vollkommen unangemessen reagierst, in Gelächter ausbrichst oder hemmungslos weinen musst. Die eigentlich friedlichsten Geschöpfe unter uns schreien auf einmal ihre Liebsten an und schämen sich im Nachhinein zutiefst für Gesagtes oder Getanes. Deine Emotionen sind außer Kontrolle geraten. So oder ähnlich sieht die Lebensrealität für Menschen mit Stimmungsschwankungen aus, wobei diese in Ausprägung und Länge variieren. Dieser Zustand ist belastend, für dich selbst, deine Freund*innen, deine Familie und dein berufliches Umfeld. Daher solltest du deine Stimmungsschwankungen nicht als Zickigkeit vor den Tagen abtun oder abtun lassen. Sie sind ein Symptom, das du behandeln kannst. Verleugnung und Scham führen zur Verschlimmerung deiner Situation. Sie helfen niemandem.

Meine Hausapotheke

- Frischer Ingwertee mit Kardamom oder ein Tee aus Zitrusfrüchten, Passionsblumenkraut und – nach ärztlicher Rücksprache – Johanniskraut
- Ätherische Öle: Ingwer, Zitrusfrüchte wie Orangen oder Grapefruits, Copaiba, Rosengeranie, Zypresse, Sandelholz, Ylang-Ylang, Lemongras

- Tryptophanhaltige Lebensmittel wie Bananen, Datteln, Cashewnüsse und dunkle Schokolade unterstützen die Serotoninbildung. Übrigens: Serotonin, das in Lebensmitteln wie Tomaten und Walnüssen enthalten ist, macht nicht glücklich, weil es die Blut-Hirn-Schranke nicht passieren kann. Zu viel Serotonin verursacht sogar Durchfall.
- 300 mg Magnesium pro Tag sowie Vitamin C
- Schweißtreibender Sport
- Spaziergang, frische Luft, Sonne
- Körperliche Nähe und Berührung, zum Beispiel eine Umarmung
- Entspannungsübungen und achtsame Sportarten wie Yoga, Qigong oder Tai-Chi
- Teile dich mit, kommuniziere offen deine Bedürfnisse
- Versuche, etwas Schönes zu machen.

Was dir gut tut

» Es kann sehr heilsam sein, deine aktuelle Stimmungslage zu akzeptieren. »Heute fühle ich mich traurig (oder wütend oder einsam – je nachdem). Aber ich weiß, bald wird es wieder besser sein.« Alle Gefühle dürfen sein. «

Ab wann ist es PMDS?

Stimmungsschwankungen sind nicht gleich Stimmungsschwankungen. Spätestens wenn sie in gravierendem Maße deine psychische Gesundheit und dein soziales und berufliches Umfeld betreffen, brauchst du professionelle Hilfe. Neben den körperlichen PMS-Beschwerden steht beim PMDS die Psyche im Vordergrund. In der US-amerikanischen Klassifikation für psychische Erkrankungen, dem *Diagnostic and Statistical Manual of Mental Disorders*, kurz DSM-5, ist das PMDS schon seit 2013 mit definierten Diagnosekriterien hinterlegt. In Deutschland tritt das PMDS erstmals mit der 11. Ausgabe der *International Statistical Classification of Diseases and Related Health Problems*, kurz ICD-11, ganz offiziell als gynäkologische Diagnose in Erscheinung treten. Die dort festgelegten Diagnosekriterien fasse ich etwas verkürzt und in verständlicher Sprache zusammen:

- Eine erhöhte Anfälligkeit für Stimmungsschwankungen sowie eine Affektlabilität
- Reizbarkeit, Wut, häufige zwischenmenschliche Konflikte
- Depressive Verstimmung, Hoffnungslosigkeit, sich selbst abwertende Gedanken
- Angst, Anspannung, Überreizung und Nervosität
- Ein verringertes Interesse an den gewohnten Aktivitäten
- Konzentrationsschwierigkeiten
- Leichte Ermüdbarkeit, Energieverlust, Lethargie
- Jegliche Veränderung des Appetits
- Schlafstörungen
- Ein Gefühl des Überfordertseins und des Kontrollverlustes
- Weitere PMS-typische körperliche Symptome

PMDS wird diagnostiziert, wenn in den meisten Zyklen des Vorjahres mindestens 5 dieser Symptome vorliegen und über mindestens 2 Zyklen dokumentiert wurden. Die Beschwerden kommen ausschließlich in der zweiten Zyklushälfte vor und vergehen mit Beginn der Periode. Die beruflichen Leistungen und sozialen Beziehungen sind dadurch beeinträchtigt. Andere körperliche und psychische Erkrankungen müssen ausgeschlossen sein.

Aber warum ist es eigentlich so wichtig, dass das PMDS als Krankheit ein offizielles Label bekommt? Zum einen sorgt eine offizielle Diagnose für mehr Sichtbarkeit: in der Öffentlichkeit, aber auch beim Fachpersonal. Ärzt*innen werden quasi mit der Nase darauf gestoßen, sich zu informieren. Zum anderen können sie eine Diagnoseziffer ohne komplizierte Umwege abrechnen. Eine angemessene Therapie braucht Zeit, die adäquat honoriert werden darf. Super finde ich außerdem, dass die ICD-11-Diagnose nicht in die psychische Kategorie fallen wird, sondern in die gynäkologische. Weg mit dem Psycho-Stempel! Und hin zu mehr Akzeptanz. Es ist an der Zeit. Wer sich eingehender über das PMDS informieren möchte, dem empfehle ich die Website www.pmds-hilfe.de und das Buch *PMDS als Herausforderung* von Almut Dorn, Anke Rohde und Anneliese Schwenkhagen.

Wusstest du schon?

Wenn circa 5 % aller Menstruierenden PMDS haben, sprechen wir allein in Deutschland von 450 000 bis 1 200 000 Menschen, deren Leben unter Umständen fast die komplette zweite Zyklushälfte hindurch von dieser Krankheit bestimmt wird.

Und was ist nun PCOS?

Circa 5 bis 15 % aller geborenen Frauen haben ein polyzystisches Ovarialsyndrom, kurz PCOS. Üblicherweise liegt sein Beginn zwischen dem 15. und 25. Lebensjahr. Die Menstruation kommt unregelmäßig, selten oder bleibt sogar ganz aus. Die Betroffenen weisen häufig einen eher männlichen Behaarungstyp auf und leiden an Akne oder Haarausfall. Nicht immer sind die männlichen Geschlechtshormone im Blut erhöht. Die vielen Zysten an den Eierstöcken, die dem Syndrom seinen Namen geben, findet man nur bei etwa 70 % der Betroffenen. Viele Menschen mit PCOS haben Übergewicht, aber eben nicht alle. Gar nicht selten kann bei unerfülltem Kinderwunsch ein PCOS dahinterstecken. Eine Vielzahl der Menschen mit PCOS haben eine Zuckerverwertungsstörung, die Insulinresistenz. Das birgt für sie ein hohes Risiko, an Übergewicht, Diabetes mellitus, hohen Blutfettwerten, Bluthochdruck und Gefäßverkalkungen zu erkranken. Die Symptome können je nach Ausprägung die Lebensqualität der Betroffenen sehr stark beeinträchtigen.

Aber warum erwähne ich hier nun noch ein weiteres Syndrom? Weil Menschen mit PCOS häufig an schweren PMS-Symptomen leiden. Gerade in der zweiten Zyklushälfte äußert sich die Insulinresistenz massiv mit Symptomen der Unterzuckerung wie Heißhungerattacken, Müdigkeit, Kopfschmerzen oder Konzentrationsstörungen. Auch Verdauungsstörungen, Krämpfe und Hautunreinheiten nehmen zu. Natürlich können die in diesem Abschnitt erwähnten Hausmittel die Beschwerden kurzfristig lindern. Aber sie behandeln nicht den wahren Grund, nämlich die erhöhten männlichen Geschlechtshormone und die Zuckerstoffwechselstörung. Um die Zyklusbeschwerden langfristig in den Griff zu bekommen, muss die Stoffwechsellage mitbehandelt werden. Neben der Möglichkeit, Medikamente zu nehmen, ist meiner Meinung nach eine Ernährungsumstellung unabdingbar. Ähnlich wie beim PMS gibt es in der Wissenschaft auch beim PCOS noch einige Fragezeichen, und nicht alle Gynäkolog*innen kennen sich optimal damit aus. Wenn du am PCOS leidest und mehr darüber erfahren möchtest, lass dich bloß nicht nur mit der Pille abspeisen. Such dir professionelle Begleiter*innen, die Lust und Zeit haben, mit dir zusammenzuarbeiten.

Wusstest du schon?
Einige Betroffene berichten, dass eine proteinreichere Ernährung, etwas weniger Kohlenhydrate und reichlich Omega-3-Fettsäuren für sie ein Gamechanger mit sofortiger Wirkung waren.

Alles eine Frage des Lebensstils?

Wie du siehst, gilt es beim PMS noch einige Wissenslücken zu schließen. Eines ist dabei ganz essenziell – du ahnst es schon: Du selbst hast mit deinem Lebensstil einen großen Einfluss auf die Entstehung und Linderung deiner Beschwerden. Dein Lebensstil mag nicht die Antwort auf alle deine Gesundheitsfragen sein, aber sicherlich auf mehr, als wir heute wissen. Ich bin der Überzeugung, dass die Kraft dieser Veränderung aus dir heraus, mit der Absicht, deine Gesundheit selbstbestimmt zu gestalten, deutlich mehr bewirkt als die gedankenlose Einnahme eines Medikaments. Gesund zu leben und gut für dich zu sorgen ist eine hohe Kunst, die erlernt werden kann. Die gute Nachricht ist: Sie liegt in unser aller Natur. Allerdings haben wir sie uns seit Generationen abtrainiert, um scheinbar noch besser zu funktionieren. Doch niemand kann rund um die Uhr leistungsfähig sein und dabei seine Gesundheit außer Acht lassen. Ständig auf der Überholspur durchs Leben zu eilen ist ein Auslaufmodell, also sei ein*e Vorreiter*in deiner Epoche.

Unzählige Studien belegen bereits, dass unsere Leistungsfähigkeit überhaupt erst durch Pausen und Selbstfürsorge möglich ist. Ein gesunder Lebensstil mit Nahrungsmitteln, die dich wirklich nähren, mit ausreichend Bewegung, die deinen Körper aktiviert, und mit genug Schlaf und Erholung, damit sich deine Batterien wieder aufladen können, bringt dich in deine volle Kraft. Das ist die Zukunft, eine gesunde Zukunft. Zugegeben, was der Mensch im Laufe von Jahrhunderten verlernt hat, ist leider nicht von heute auf morgen reaktivierbar. Also, wenn du jetzt Feuer und Flamme bist, deine Lebensgewohnheiten zu ändern – wovon ich einfach ausgehe, denn es ist dein Schlüssel zum Wohlgefühl –, bleib geduldig mit dir. Geh deinen Weg, in deinem Tempo, zu deinen Konditionen. Mir als rationalem Menschen helfen die drei geistigen Pfeiler meines Verstands dabei, an mich und meinen zyklischen Weg zu glauben: Wissenschaft, Logik und Vertrauen.

Welchen Einfluss hat Stress auf deine Zyklusbeschwerden? Warum solltest du prämenstruell lieber keinen Kaffee trinken oder hemmungslos deinen Gelüsten nach Schokoriegeln und Fast Food frönen? Inwiefern lohnt es sich gerade bei PMS, vom Sofa aufzustehen und einen moderaten Yoga-Flow zu machen? Was hat die Qualität deines Schlafes mit deiner Reizbarkeit zu tun? All das erfährst du jetzt.

Stress

Entspannung ist der heilige Gral deiner Gesundheit. Wer seine Balance zwischen Stress und Entspannung gefunden hat, lebt gesund wie Buddha. So sagt man jedenfalls. Leider vermute ich, dass abgesehen von buddhistischen Mönchen nur wenige Menschen konstant in diesem Zustand sind. Ich bin es definitiv nicht. Stattdessen lauten meine Mottos: »Einfach weitermachen, statt nach Perfektion zu streben« und: »Steter Tropfen höhlt den Stein.« Wie schon erwähnt, ist im Selbstverständnis unserer westlichen Gesellschaft viel zu wenig Platz für Entspannung. Du sollst immer mehr erreichen. Pause bedeutet Stillstand. Ausruhen kannst du dich, wenn du tot bist. Die *Mental Load* bei Menschen mit Kindern oder anderen Care-Aufgaben ist in den letzten Jahrzehnten um ein Vielfaches gestiegen. Als Mutter und Care-Arbeiterin gehöre ich dazu und spüre die Erschöpfung am eigenen Leib. Ohne Entspannungsphasen betreibst du jedoch Raubbau an deiner Gesundheit. Immer mehr Menschen erkranken an Burn-out und Depressionen. Wenn du übertreibst, wird dein Körper dich irgendwann zur Ruhe zwingen, im schlimmsten Fall früher ins Grab bringen. An dieser Stelle muss einmal Klartext geredet werden. Alles andere macht mich wütend und würde die archaischen, patriarchalisch geprägten Muster der Leistungsgesellschaft beschönigen, von denen wir dringend wegkommen müssen.

Ich war in meinem Leben schon mehrfach im Burn-on, einer Vorstufe des Burn-out. Burn-on beschreibt dieses Gefühl, kurz vor dem Burn-out zu stehen, permanent gestresst und erschöpft zu sein, dabei aber noch zu funktionieren. Ich liebe meinen Beruf und brenne für ihn, bis mich glücklicherweise mein Verstand oder meine Freund*innen aus diesem Überlastungszustand wachrütteln. »Achtung, Achtung. Dies ist die letzte Haltestelle vor dem Burn-out. Wer kann, bitte jetzt noch aussteigen.« An dieser Stelle geht ein Dank an meine Herzensmenschen, besonders an meinen Partner Alex, dafür, dass ihr schon so oft meinen Hochgeschwindigkeitszug ausgebremst habt.

Stress ist einer der wichtigsten Risikofaktoren für fast alle Erkrankungen unserer Zeit, sowohl körperlicher als auch geistiger Natur. Wenn ältere Herrschaften behaupten, dass es so etwas wie zu viel Stress oder Burn-out früher nicht gegeben habe oder »sich die Jugend nur anstelle«, muss ich klar widersprechen. Eine Dauerbelastung ohne Pausen hat die Menschen früher genauso krank gemacht wie heute. Nur wissen wir es heute besser und sind schön blöd, wenn wir uns sehenden Auges weiter überstrapazieren. Du weißt bereits, dass du in der Lutealphase und während der Menstruation deutlich anfälliger für Stress bist. Er kann bei dir prämenstruelle Beschwerden hervorrufen und verstärken. Lass dich dahingehend bitte nicht von Engstirnigkeit in deinem Umfeld entmutigen. Du kennst deine Grenzen am besten und zeigst Stärke, indem du für dich sorgst. Bahnbrechende Erkenntnisse benötigen immer eine Weile, bis sie von der Allgemeinheit akzeptiert werden. Ähnlich war es bei Ignaz Semmelweis, dem Pionier der Krankenhaushygiene. Er hat festgestellt, dass regelmäßiges Händewaschen seitens der Ärzte und des Pflegepersonals seine Patientinnen vor Infektionen wie dem Kindbettfieber schützte – für uns heute sonnenklar, zu seiner Zeit wurde er verspottet. Fortschritt lässt sich nicht aufhalten. Irgendwann wird bei jedem die Glühbirne angehen oder eben durchbrennen.

Die Art von schädlichem Stress, über den ich gerade geschrieben habe, wird von Mediziner*innen als *Distress* bezeichnet. Daneben gibt es auch guten Stress, den *Eustress*. Wie bitte? Guter Stress? Versetz dich einmal zurück in den Moment vor dem ersten Kuss mit einem Schwarm. Herzklopfen, Schweißausbruch, ein trockener Mund. Das ist Stress. Allerdings bringt er dich dazu, etwas Gutes oder immerhin Schönes zu tun, und ein entspanntes Glücksgefühl folgt sogleich. Die Fähigkeit, mit Stress umzugehen, ohne dass er dir nachhaltig schadet, nennt man Resilienz. Man spricht auch von psychischer Widerstandskraft oder einem dicken Fell. Um den biologischen Nutzen hinter Stress zu verstehen, werfen wir nun einen Blick in dein Gehirn.

Was dir gut tut

» Deine Resilienz zu stärken ist eine lebenslange Aufgabe, die genauso wichtig sein darf wie Essen, Trinken, Schlafen oder Arbeiten. Nimm dir Zeit dafür. «

Fight or flight versus *rest and digest*

Stress ist also nicht an sich böse oder bringt in jedem Fall dein PMS-Monster zum Toben. Dein Umgang mit Stress und deine Fähigkeit, dir zum Ausgleich Entspannung zu schenken, sind die magische Komponente im Bemühen um deine Balance. In der Steinzeit war Stress die lebensrettende Funktion des Körpers schlechthin. Denn das Wahrnehmen von Stress und die davon ausgelöste Abfolge an unterbewussten körperlichen Reaktionen ermöglichten dem Menschen erst, vor dem Säbelzahntiger wegzulaufen. Inzwischen sind die Säbelzahntiger ausgestorben. Stattdessen haben die Menschen sich eine Reihe von Stressoren in ihr Leben eingeladen, die teilweise nonstop auf sie einwirken. Diese Art der Bedrohung entsteht zwar nur im Kopf, versetzt deinen Körper jedoch dauerhaft in Alarmbereitschaft. So gesehen wohnt der Säbelzahntiger in dir und zieht schlimmstenfalls Tag und Nacht seine Kreise. Kein Mensch ist dafür gemacht, immer auf der Flucht zu sein. Die gute Nachricht ist: Es sind hauptsächlich deine Gedanken, die den Säbelzahntiger frei laufen lassen. Es liegt ebenso in deiner Macht, ihn mit Entspannungsübungen und Stärkung deiner Resilienz zu zähmen. Tausche einmal die Rollen und sei nicht mehr Beute, sondern Dompteur*in.

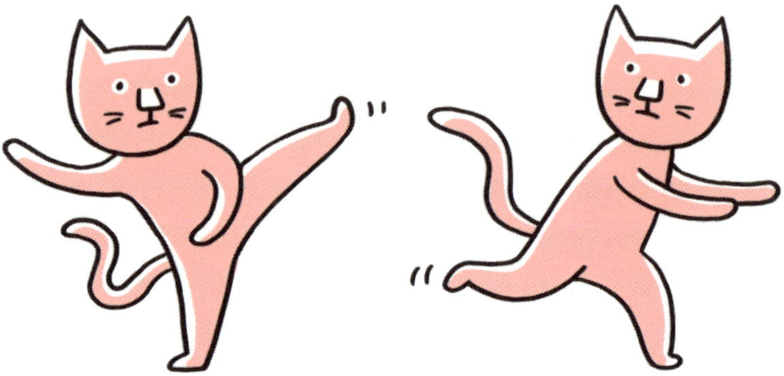

Fight or flight

Wichtig! Der Switch findet in deinem Kopf statt. Es sind deine Gedanken, dein Druck, deine Ängste, deine Wahrnehmung, die du verändern kannst. Läutest du die Alarmglocke, wird von deinem Gehirn eine Kaskade an Stressreaktionen angestoßen. Aus einem Reiz wird eine körperliche Reaktion. Die Amygdala, auch Mandelkern genannt, ist der Teil des limbischen Systems im Gehirn, der für die Entstehung von Angstgefühlen verantwortlich ist. Gemeinsam mit dem Hippocampus regelt sie die Welt der Emotionen. Adrenalin lässt dein Herz schneller schlagen, treibt deinen Muskeltonus nach oben, erweitert deine Pupillen, lässt dich schwitzen und erhöht Blutdruck und Atemfrequenz. Wichtige biologische Funktionen werden aktiviert, die dich beim Kampf *(fight)* mit oder auf der Flucht *(flight)* vor dem Säbelzahntiger unterstützen. Der Sympathikus im vegetativen Nervensystem wird aktiv und sorgt dafür, dass du kurzfristig Höchstleistungen erbringen kannst. Die dabei hinderlichen Körperfunktionen wie deine Verdauung, der Speichelfluss, die Konzentrationsfähigkeit und bei biologischen Männern übrigens auch die Erektion werden vorübergehend eingeschränkt. Du sollst weder essen noch

Pipi machen oder ausgiebig darüber nachdenken, was wohl die beste Strategie im Kampf gegen den Säbelzahntiger sein könnte. Auch Sex steht jetzt nicht auf dem Programm. Du sollst schnell handeln, um nicht gefressen zu werden. In der Entspannungsphase darf und muss sich das Verhältnis wieder umkehren.

Entspannung wird vom Parasympathikus, dem Gegenspieler des Sympathikus im vegetativen Nervensystem, gesteuert. Der *Nervus vagus* ist sein wichtigster Helfer. Als längster der zwölf Hirnnerven ist er an den Funktionen fast jeden inneren Organs beteiligt. Dabei fördert er vereinfacht gesagt die Erholung *(rest)* und die Verdauung *(digest)* als Ausgleich zum Drill des Sympathikus. Dein Körper ist für die Balance zwischen Stress und Entspannung konzipiert. Der Parasympathikus darf daher zu deinem besten Buddy in der Lutealphase werden und dich mit seiner Sanftmut durch die prämenstruelle Zeit begleiten.

Wusstest du schon?

Tiefe, bewusste Atemzüge aktivieren den Vagusnerv. Sie verringern Angstgefühle und senken sogar deine Herzfrequenz. Das gelingt etwa mit Meditation oder gezielten Entspannungsübungen wie den MiMis (S. 152).

Neben kämpfen *(fight)* oder fliehen *(flight)* gibt es noch zwei weitere Möglichkeiten, auf den Säbelzahntiger zu reagieren. Man nennt sie erstarren *(freeze)* oder zum Rehkitz werden *(fawn)*. Ist der Gegner zu groß und Kampf oder Flucht zwecklos, kann es ein sinnvolles Manöver sein, sich tot zu stellen, also zu erstarren. Die moderne, an unsere Gesellschaft angepasste Variante des Totstellens besteht darin, ein Rehkitz zu spielen. Du unterdrückst deine wahren Gefühle und körperlichen Bedürfnisse und verhältst dich stattdessen niedlich und fügsam wie ein junges Reh. Kennst du dieses Verhalten von dir? Vielleicht auf der Arbeit, im Gespräch mit Vorgesetzten oder im Umgang mit deinen Eltern, weil du den Konflikt scheust? Ich kenne es auf jeden Fall. Wer hat schon Lust, es in jeder Situation mit einem Raubtier aufzunehmen?

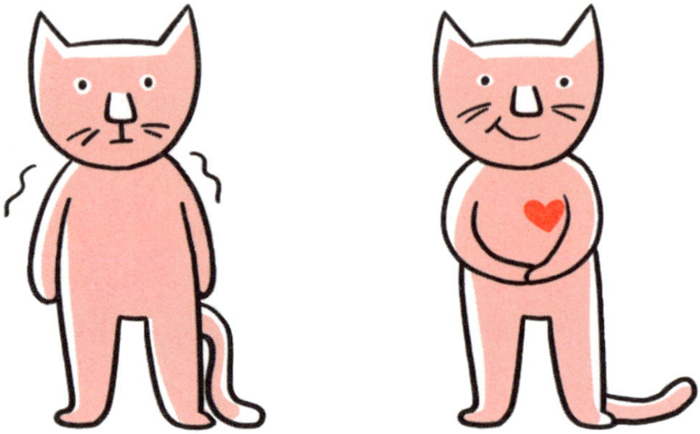

Freeze or fawn

Ich empfehle jedoch allen Bambis, sich nach der Verstellung ein Ventil für die unterdrückten Gefühle zu suchen. Staut sich deine Anspannung an, kann dir das körperlich und seelisch schaden. Aus der Tierwelt kennen wir Beutetiere, die sich tot stellen, um ihrem Jäger zu entkommen, nachdem er sie aus seinen Klauen entlassen hat. Haben sie überlebt, springen sie umher wie ein durchgeknalltes Eichhörnchen, um den Stress der Todesangst abzuschütteln. Wann hast du das letzte Mal nach einer unangenehmen Situation so richtig abgezappelt? Vielleicht nach einer Prüfung? Deshalb feiert man Erfolge mit dem ganzen Körper. Es geht darum, den Stress der vergangenen Stunden, Tage oder Wochen loszuwerden.

Was dir gut tut

» Tanz dir deinen Stress von der Seele. In meiner Playlist finden sich die Songs *Shake it out* von Florence and the Machine und *Happy* von Pharrell Williams, zu denen ich gern tanze, um Stress loszuwerden. «

Überspannung

Findest du kein Ventil für den Stress, bleibst du in der Anspannung. Dein Körper ist in konstanter Alarmbereitschaft und meint, sämtliche Energie für Flucht oder Kampf zu benötigen. Da wäre keine Zeit für eine Ruhepause zur Menstruation oder für eine Schwangerschaft. Daher kann es in solchen Situationen zu Verschiebungen oder Ausbleiben der Periode und Zyklen mit verspätetem Eisprung oder ganz ohne kommen. Allerdings können auch eine verstärkte Periode oder Zwischenblutungen auftreten. Grund dafür sind Hormonschwankungen. Der Körper muss sich entscheiden: Welche Hormone sind jetzt wichtiger? Stresshormone oder Sexualhormone? In der Not fällt die Wahl auf die Stresshormone Cortisol, Adrenalin und Noradrenalin, und wenn deren Spiegel steigt, kommt dies der Produktion von Sexualhormonen in die Quere.

Die Wahrscheinlichkeit von Zyklusbeschwerden und deren Intensität ist deutlich höher, wenn du unter Strom stehst. Das hat zum einen mit deiner individuellen Sensibilität und zum anderen mit deinem Lebensstil zu tun, der bei Anspannung erheblich leidet. Du nimmst dir keine Zeit fürs Essen, weder für die Zubereitung noch fürs Kauen. Der einen Person schlägt Stress auf den Magen. Sie kann gar nichts zu sich nehmen oder vergisst sogar zu essen. Die andere verfällt in der Hektik dem hemmungslosen Konsum und nutzt Genussmittel als Belohnung. Ich gehöre zum Team Stressesser. Der Sportkurs am Nachmittag wird gestrichen, denn du musst jetzt noch unbedingt diese eine Aufgabe erledigen. Du sitzt bis spätabends am Computer, um nur noch eine allerletzte Seite für das Buch fertig zu schreiben – erwischt, das bin ja ich –, und redest dir ein, dass heute Nacht 6 Stunden Schlaf reichen müssen. Achtung, Achtung, da haben wir ihn wieder: den Raubbau an den eigenen Ressourcen! So bequem, so verführerisch, so verdammt schädlich.

Aber nicht nur ungesunde Gewohnheiten im Umgang mit Stress befeuern dein PMS. Dein Gehirn tut es vermutlich schon automatisch – aus Gewohnheit. Es hat nämlich ein Gedächtnis wie ein Elefant und erinnert sich an seine Stressoren. Je bekannter (und größer) der Reiz, desto schneller und routinierter die Show. Denkst du vor deinen Tagen bereits voller Angst an die bevorstehenden PMS-Beschwerden, werden sie vermutlich mit voller Wucht zuschlagen. So jedenfalls ist meine Erfahrung aus Coaching und Praxis. Im Kapitel über die innere Einstellung sprechen wir darüber, wie du aus diesen negativen Grundüberzeugungen aussteigen kannst.

Wusstest du schon?
Stress lässt dich schneller altern. Äußerlich merkst du es an den Falten. Aber auch innerlich tut sich etwas: Die Telomere, die Schutzkappen deiner Chromosomen, neigen dazu, sich bei Stress schneller zu verkürzen.

Damit du verstehst, wie massiv du im Alltag deinen Körper unter Strom setzt und wie du deiner unterbewussten Tendenz zur Überspannung entgegenwirken kannst, möchte ich dich zu einer Übung einladen. Mach dafür eine Faust. Gib alle Kraft, die du hast, in deine Faust. Noch ein bisschen mehr und ... lösen. Puh, das war anstrengend. Du darfst dich entspannen. Atme einmal tief ein und wieder aus. Welche Muskeln hast du zum Ballen deiner Faust verwendet? Die Muskeln der Finger, des Handballens und des Handrückens? Vielleicht die der Unterarme? Diese Muskeln benötigst du, um eine Faust zu machen. Waren das schon alle Muskeln, die du eingesetzt hast? Wahrscheinlich nicht. Ich kann mir vorstellen, dass dein Bizeps angespannt war, vielleicht dein gesamter Oberkörper. Möglicherweise hast du mit den Zähnen geknirscht, war deine Kiefer- und Schläfenmuskulatur aktiv. Oder du hast die Stirn gerunzelt und die Luft angehalten. Ich habe diese Übung schon mit einigen Menschen gemacht und so in etwa waren ihre Reaktionen.

Nun möchte ich dir zeigen, wie du die Übung durchführen kannst, ohne in unnötige körperliche Überspannung zu geraten. Nimm drei tiefe Atemzüge. Balle erneut die Hand zu einer Faust.

Mach dir bewusst, welche Muskeln du brauchst. Behalte während der gesamten Übung eine bewusste, tiefe Atmung bei. Deine Faust dürfte gleich stark sein wie beim ersten Mal. Dein restlicher Körper sollte dieses Mal entspannt bleiben. Allein durch Bewusstsein und Atmung kannst du einfach und wirkungsvoll in fast allen Situationen deines Alltags dein Spannungslevel senken.

Stress führt zu Entzündungen

An dem Zusammenhang von Stress und Entzündungen zweifelt heute niemand mehr. In einer akuten Stresssituation ist eine Entzündungsreaktion ja auch sinnvoll, um Keime abzuwehren. Dauerstress hingegen führt zu chronischen Entzündungen, die dich ganz und gar nicht weiterbringen. Weil der Körper laufend sein Pulver verschießt, fehlt ihm im Falle einer echten Infektion die Schlagkraft für eine kompetente Immunabwehr. Daher haben Menschen mit einer chronischen Entzündung trotz ihrer übersteigerten Entzündungsbereitschaft eine erhöhte Infektanfälligkeit. Die vom Stress begünstigten ungünstigen Verhaltensweisen, wie Rauchen, Alkohol- oder Drogenkonsum, eine fett- und zuckerreiche Ernährung sowie Bewegungsmangel, bewirken darüber hinaus eine vermehrte Exposition deiner Zellen gegenüber den sogenannten freien Radikalen. Ein Teufelskreis, der wiederum die Entzündung befeuert und sogar die Wahrscheinlichkeit von Mutationen in deiner Zell-DNA erhöht.

Außerdem können bestimmte Infektionen mit Viren oder Bakterien durch Stress begünstigt werden. Weit verbreitet ist etwa das Auftreten von Mund- oder Genitalherpes. Ausgehend von chronischen Entzündungen kann sogar Krebs entstehen. Dem Gebärmutterhalskrebs beispielsweise liegt in über 99 % der Fälle eine jahrelange chronische Infektion mit dem Humanen Papillomavirus (HPV) zugrunde. Ob Asthma, chronisch-entzündliche Darmerkrankungen, Reizdarm, Neurodermitis, Rheuma, Arthritis, Gicht, Fettleber, Diabetes, Hashimoto-Thyreoiditis, Gallensteine oder Arteriosklerose – hinter vielen Erkrankungen unserer Wohlstandsgesellschaft verbergen sich entzündliche

Prozesse. Nimm daher deine Resilienzfähigkeit nicht auf die leichte Schulter. Ein gutes Stressmanagement kann sich neben einer Verbesserung der prämenstruellen Beschwerden bei vielen weiteren Krankheiten positiv auswirken.

Was dir gut tut

» Eine Info am Rande, die mir am Herzen liegt: Gegen die häufigsten und wichtigsten HPV-Virustypen kannst du dich und deine Kinder (m/w/d) impfen lassen. Die Ständige Impfkommission (STIKO) empfiehlt die Impfung idealerweise vor dem ersten Sexualkontakt. «

Die Forschung zur Epigenetik, die den Einfluss von Umweltfaktoren auf unsere Gene und deren Regulation untersucht, vermutet eine erbliche Komponente deiner Fähigkeit, Stress zu verarbeiten. Ein Verhaltensexperiment mit Mäusen zeigte einen erhöhten Spiegel des Stresshormons Cortisol im Blut von Mäusen, deren Großeltern ein Trauma erlitten hatten. Im Vergleich zu Mäusen aus gesunden Familien konnten sie in brisanten Situationen schlechter Risiken einschätzen und gaben früher auf, um ihr Wohl zu kämpfen. Auch wenn Maus nicht gleich Mensch ist, finde ich diese Beobachtung so beeindruckend wie schockierend. Traumata hinterlassen Narben in der Seele und womöglich auch im Erbgut.

Entspann dich einfach …

Super Tipp! Weißt du, wie? Viele Menschen, denen ich begegne, haben es verlernt, sich ausgiebig und regelmäßig zu entspannen. Davon nehme ich mich nicht aus. Der Sympathikus ist aktiv, am liebsten Tag und Nacht. Zum Glück kannst du Entspannung lernen, sogar auf Kommando, indem du öfter deinen Parasympathikus aktivierst. Ruhepausen, Atemübungen, Yoga, Meditation, Autogenes Training, heilsame Tees, ätherische Öle und viele weitere Rituale der Selbstfürsorge und achtsamen Lebensweise können dir dabei helfen, deine Entspannung zur Routine werden zu lassen. In Kapitel 3 stelle ich dir als Inspiration einige Methoden zum Ausprobieren vor.

Wie die Stressreaktion wird auch deine Entspannungsreaktion vom Gehirn ausgelöst, genauer gesagt vom präfrontalen Cortex, dem vorderen Bereich des Großhirns, der für das rationale Denken zuständig ist. Er hilft dir, unnötiges Verhalten und körperliche Reaktionen zu vermeiden. Hierzu zählt die dauerhafte Alarmbereitschaft, selbst wenn gar keine Gefahr in Sicht ist. So bewahrst du dir deine Energie für die wichtigen Dinge im Leben und lädst deine Batterien wieder auf. Das ist Balsam für deine Seele, deinen Körper und deinen Zyklus. Dieser hat das Potenzial, ganz von selbst in einen gesunden, schmerzfreien Rhythmus zu finden. Deine Verdauung wird gefördert. Die Entzündungsbereitschaft deines Körpers sinkt. Stattdessen werden die Zellregeneration, die Wundheilung und der Muskelaufbau unterstützt. Die Feedbackschleife deines Lebensstils wendet sich ins Positive und fördert deine Motivation für gesunde Ernährung, Bewegung und Schlafgewohnheiten.

Entspannung ist Übungssache. Es wird dir leichter fallen, je mehr Routine du entwickelst. Letztlich ist es zu einem großen Teil deine Entscheidung, wie viel Stress du in deinem Leben zulässt und wie du damit umgehst. Ich möchte dich ermutigen, deiner Entspannung den Raum zu schenken, nach dem dein Körper verlangt und deine Seele sich sehnt. Gestresst sein kann jede*r. Entspannt und resilient das Leben genießen, ist eine riesige Herausforderung. Eine Wegbegleiterin hat einmal zu mir gesagt: »Eines der wichtigsten Dinge im Leben ist es, deine Prioritäten weise zu setzen.« Deine Balance zwischen Stress und Entspannung zu finden, könnte eine neue Priorität für dich werden.

Ernährung

Was bedeutet gesunde Ernährung? Gute Frage. Die eine richtige Antwort gibt es nicht. Sogar führende Fachgesellschaften sind sich uneins. Tierische Produkte ja oder nein? Low Carb oder viele Kohlenhydrate? Fettreich oder fettarm? Drei Mahlzeiten am Tag oder fünf oder vielleicht nur zwei und Intervallfasten? Ich habe beschlossen, dass mir diese Ungewissheit in Zukunft eine Last nehmen wird. Ich vertraue meinem Bauchgefühl und wähle mir aus den offiziellen Empfehlungen und der vollwertigen, pflanzenbasierten Ernährung – also vorwiegend pflanzlich und unverarbeitet – die Nahrungsmittel aus, die am besten zu mir und meinem Zyklus passen.

Jeder Mensch ist einzigartig. Warum also sollte ein Ernährungsstil für alle Menschen gelten? Meine Ernährung darf gesund sein und dabei trotzdem lecker und stressfrei: Ich mische wissenschaftliche Erkenntnis mit einem nachhaltigen Umgang in Verbundenheit mit der Natur und Genuss als Form der Selbstfürsorge für Körper und Geist.

Der Gesunde Teller

Der Gesunde Teller kann dir eine grobe Orientierung für eine ausgewogene, vitamin- und ballaststoffreiche Ernährung bieten. Er wurde von Wissenschaftlern der Harvard School of Public Health entwickelt. Mindestens die Hälfte einer Mahlzeit sollte demnach aus Gemüse und Obst bestehen. Die andere Hälfte des Tellers ist zu gleichen Teilen für Vollkorngetreide und Proteine reserviert. Kartoffeln werden wegen ihres hohen Energiegehaltes und der Wirkung auf den Blutzuckerspiegel nicht der Rubrik Gemüse sondern Getreide zugeordnet. Zur Zubereitung der Mahlzeiten werden gesunde Pflanzenöle empfohlen. Insgesamt sind die Art der Kohlenhydrate und die Vielfalt der Nahrungsmittel wichtiger als die Menge. Strikte Grenzwerte an Kalorien gibt es nicht. Außerdem solltest du genügend Wasser trinken und dich regelmäßig bewegen.

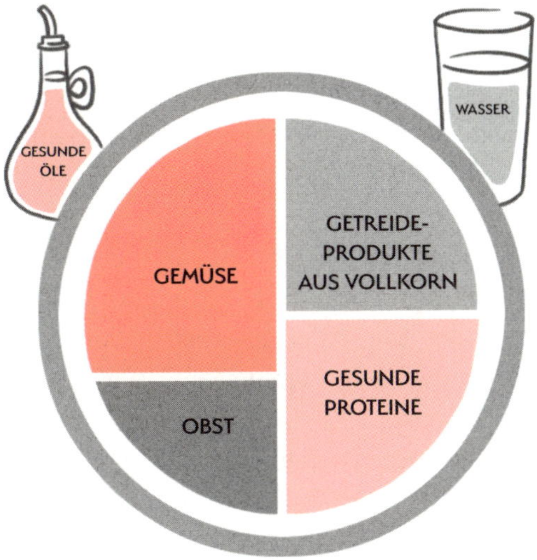

Der Gesunde Teller

Die Ernährungsstrategie der *Planetary Health Diet*, die neben dem Aspekt der ausgewogenen Ernährung noch soziologische, ökologische und ökonomische Aspekte berücksichtigt, kann als Erweiterung des Gesunden Tellers gesehen werden. Ihr Ziel ist ambitioniert: Im Jahr 2050 sollen nach diesen Richtlinien die dann etwa 10 Milliarden auf der Erde lebenden Menschen gesund ernährt werden, ohne den Planeten zu zerstören. Daher wird in dem Konzept noch deutlicher gefordert, dass der mehrheitlich als normal angesehene Überkonsum an tierischen Produkten dringend reduziert werden muss. Auch die Physicians Association for Nutrition (PAN) macht sich als gemeinnützige Organisation für eine pflanzenbasierte Ernährung stark. Die Zukunft der gesunden Ernährung liegt in einer überwiegend pflanzlichen Ausrichtung. Alles andere schädigt die Erde und damit sämtliche Lebewesen, auch den Menschen.

Wusstest du schon?
Mit den hier aufgeführten Ernährungsempfehlungen könnten pro Jahr weltweit schätzungsweise 11 Millionen vorzeitige Todesfälle durch chronische ernährungsmitbedingte Krankheiten verhindert werden.

Die Deutsche Gesellschaft für Ernährung e.V. (DGE) empfiehlt den täglichen Verzehr von 0,8 g Proteinen pro Kilogramm Körpergewicht. Über 50 % der Energieaufnahme sollten mit Kohlenhydraten und 30 % mit Fetten gedeckt werden. Insgesamt sollten mit dem Essen pro Tag 30 g Ballaststoffe aufgenommen werden. In der Umsetzung ist dies zwar nicht ganz einfach, trotzdem kann diese Empfehlung hilfreich sein. So kannst du nach und nach ein gesundes Bauchgefühl für deine Ernährung entwickeln, ohne alles aufs Gramm genau abwiegen zu müssen. Ich arbeite mit dem Maß meiner Hände und meiner Intuition, das reicht mir. Da sich Menschen erfahrungsgemäß gern an gewisse Regeln halten, hat die DGE zehn Regeln für eine vollwertige Ernährung formuliert, die mir als roter Faden dienen:

1. **Genieß die Lebensmittelvielfalt:** Ernähre dich abwechslungsreich und farbenfroh und experimentiere mit deinen Lebensmitteln. Mein Teller braucht mindestens drei verschiedene Farben, um mich zum Strahlen zu bringen.
2. **Orientiere dich an der »Nimm 5«-Regel:** Iss mindestens drei Portionen Gemüse und zwei Portionen Obst am Tag. Dabei kannst du wunderbar wertvolle vegetarische Proteinquellen wie Hülsenfrüchte und Nüsse unterbringen. Wenn möglich, achte beim Kauf auf Bioqualität und hilf dadurch mit, den Einsatz von Pestiziden und zu frühe Ernten zu vermeiden.
3. **Wähle Vollkorn:** Vollkorn ist gesünder. Entdecke die Vielfalt darin und gönne sie dir und deinem Mikrobiom im Darm. Weißmehl ist wenig nährreich und wirkt entzündungsfördernd. Probier doch einmal Dinkel, Roggen, Buchweizen,

Tapioka, Hafer, Quinoa, Reis, Mehl aus Hülsenfrüchten und alles, was dir sonst noch so unterkommt. Seit ich mich an Vollkornnudeln gewöhnt habe, esse ich sie sogar lieber als die hellen.

4. **Ergänze tierische Lebensmittel:** Laut DGE sollten Milch und Milchprodukte wie Joghurt und Käse täglich verzehrt werden, Fisch ein- bis zweimal pro Woche. Der Fleischkonsum sollte 300 bis 600 g pro Woche nicht übersteigen. Dabei ist Geflügel dem roten Fleisch vorzuziehen. Tierische Produkte dürfen also ein *Add-on* auf deinem Teller sein, nicht jedoch der Hauptbestandteil. In dem Zusammenhang möchte ich unbedingt erwähnen, dass der menschliche Körper auch komplett ohne tierische Produkte gesund überleben kann. Es wird sogar vermutet, dass Milch und Fleisch durch ihre entzündungsfördernde Komponente die PMS-Beschwerden verstärken. Solltest du Fisch, Fleisch und Milch essen (ich tue das übrigens auch), achte unbedingt darauf, woher diese Produkte stammen. Die Tiere reagieren auf nicht artgerechte Haltung nämlich genauso wie wir: mit Entzündungen und hormonellem Ungleichgewicht. Außerdem sind sie unter Umständen mit Schadstoffen belastet. Dieses Fleisch möchtest du nicht essen. Ob die Hormone der Kuh, die in die Milch gelangen, in deinem Körper eine Wirkung zeigen, ist bisher nicht bewiesen.
5. **Verwende hochwertige Fette:** Bevorzugt solltest du pflanzliche Fette mit einem hohen Omega-3-Fettgehalt verwenden. Ich empfehle hocherhitzbares Olivenöl oder hochwertiges Rapsöl. Auch Ghee oder Kokosfett können wegen ihres hohen Rauchpunktes gut zum Braten verwendet werden. Sie enthalten allerdings mehr als 90 % gesättigte Fettsäuren, weshalb sie nur in Maßen eingesetzt werden sollten. Olivenöl, Leinöl, Walnussöl, Rapsöl, Borretschöl oder Hanföl eignen sich für Kaltspeisen und Salate. Die in vielen verarbeiteten Lebensmitteln versteckten Transfette solltest du so gut es geht von deinem Speiseplan streichen.

Wusstest du schon?
Rapsöl weist das optimale Verhältnis von Omega-3- zu Omega-6-Fettsäuren auf. Raffination und eine fehlerhafte Lagerung können seinen gesundheitsfördernden Aspekt allerdings zunichtemachen. Hochwertiges Rapsöl ist kaltgepresst und wird in dunklen Flaschen angeboten.

6. **Sei sparsam mit Zucker und Salz:** Salz und Zucker sind allgegenwärtig. Daher geh in deiner Küche sparsam mit ihnen um. Sei lieber kreativ mit Kräutern oder anderen Gewürzen.
7. **Trink Wasser:** Für gesunde Menschen wird eine Trinkmenge von mindestens 1,5 l pro Tag empfohlen, an heißen Tagen mehr. Zuckerhaltige Getränke sollten wegen ihres hohen Kaloriengehalts bei gleichzeitig geringem Nährwert eher gemieden werden. Trinke, wann immer du daran denkst, wenn du Kopfschmerzen oder Schlappheit verspürst oder merkst, dass dein Mund und deine Lippen trocken sind. Oftmals ist es nicht der Lippenbalsam, den deine Lippen brauchen. Kleiner Tipp: Bevor mein Arbeitstag beginnt, stelle ich mir ein Glas Wasser auf den Schreibtisch.
8. **Bereite dein Essen schonend zu:** Die beste Zubereitungsart ist Garen mit wenig Wasser oder Fett. So behält dein Essen die guten Vitamine und bleibt knackig. Beim Braten, Grillen, Backen und Frittieren solltest du vermeiden, dass etwas anbrennt, weil dabei krebserregendes Acrylamid entsteht.
9. **Iss achtsam und genieße:** Mach eine Pause, wenn du isst. Gib angesichts des Überflusses dem Essen einen Wert und nutze die Mahlzeit als Zeit für dich.
10. **Achte auf dein Gewicht und bleib in Bewegung:** Ernährung und Bewegung gehören zusammen wie Topf und Deckel und beeinflussen dein Körpergewicht. Dabei halte ich nicht viel von strengen BMI-Richtlinien. Geh lieber in Kontakt mit deinem Körper und finde deine Wohlfühlform.

Wusstest du schon?
Während der Mahlzeiten solltest du nicht übermäßig viel trinken, weil Flüssigkeit die Magensäure verdünnt und dies Einfluss auf die Verdauung haben kann. Ein Glas Wasser ist aber gut und hilft der Nahrung, geschmeidig durch den Verdauungstrakt zu gleiten.

Pauschal kann man nicht sagen, wie viele Mahlzeiten am Tag gesund sind. Dem Rhythmus der meisten Menschen entsprechen am ehesten drei Mahlzeiten, wobei die Tendenz in der Wissenschaft zu zwei Mahlzeiten geht. Zwischenmahlzeiten sind häufig unnötig und sorgen eher für Blutzucker-Loopings als für gute Laune. Hingegen sollten Menschen mit Diabetes mellitus Typ 1, Migräne, Gallensteinen oder Reflux darauf achten, Zwischenmahlzeiten in ihren Speiseplan aufzunehmen, damit sie weder in eine Unterzuckerung noch in eine Übersäuerung rutschen.

Was dir gut tut

» Wer gerne snackt, sollte eiweißbetonte Zwischenmahlzeiten wie Nüsse, Kerne, ein gekochtes Ei oder nicht ganz so süßes Obst wie Äpfel bevorzugen. «

Zyklusbewusst essen

Wenn du die Grundlagen einer gesunden Ernährung verstanden, vielleicht sogar schon in deinen Alltag integriert hast, ist das der Hammer. Damit hast du den Boden bereitet, auf dem eine zyklusbewusste Ernährung wachsen darf. Solltest du von dem Gesunden Teller noch meilenweit entfernt sein, dann ist es jetzt an der Zeit, deine Ernährung zu verändern. Füge zuerst schrittweise neue gesunde Routinen hinzu. Verabschiede dann ohne Druck Essgewohnheiten, die dir nicht gut tun. Viele Elemente des zyklusbewussten Essens werden sich automatisch aus deiner Ernährungsumstellung ergeben, wie beispielsweise die No-Gos.

No-Gos

Kurz und schmerzhaft: Alkohol, Nikotin, zu viel Zucker, Salz und Koffein ziehen dich beim PMS runter. Frauen, die regelmäßig **Alkohol** trinken, haben je nach konsumierter Menge ein um 45 bis 79 % höheres Risiko, an PMS zu leiden. Nicht wenige Menschen wenden sich dem Alkohol zu, weil er anfänglich Schmerzen lindert, Ängste löst und beruhigend wirkt. Letztlich verstärkt er jedoch Krämpfe und Ängste, beeinträchtigt die Verdauung und verhindert einen erholsamen Schlaf. Der Kater am nächsten Morgen sorgt für große Unruhe in dir und kann dich in ein seelisches Loch stürzen. Oftmals ist es nur ein kleiner Schritt von gelegentlichem Konsum zur Abhängigkeit. Alkoholabhängigkeit ist mit schätzungsweise 1,6 Millionen betroffenen Menschen die am weitesten verbreitete Suchterkrankung in Deutschland, und die Dunkelziffer ist hoch. Regelmäßiger Alkoholkonsum ist weder gesund noch lässt er sich schönreden. Wenn es deine Methode ist, mit ein paar Gläschen Wein oder Bier am Abend runterzukommen, deinen Tag zu ertragen oder Ängste und Schmerzen zu bekämpfen, rate ich dir, professionelle Hilfe von Suchtberatungsstellen, Ärzt*innen, Psycholog*innen oder Selbsthilfegruppen in Anspruch zu nehmen und alternative Bewältigungsstrategien zu entwickeln.

Rauchen ist in vielerlei Hinsicht ein Killer. Abgesehen vom erhöhten Krebsrisiko setzt Rauchen die Fruchtbarkeit herab, verschlechtert dein Hautbild, wirkt entzündungsfördernd und verstärkt Rückenschmerzen und Menstruationskrämpfe enorm. Ich habe selbst geraucht und die Zigarette als Legitimation dafür genutzt, mir Pausen zu gönnen, um schnellen Genuss zu erfahren und vermeintlich Stress abzubauen. Ganz besonders genossen habe ich das Gemeinschaftsgefühl in der Raucherecke, wo der Glimmstängel uns zu Verbündeten machte. Es hat mich einiges an Willensstärke gekostet, davon wegzukommen. Mittlerweile weiß ich, dass ich die positiven Erfahrungen, die ich beim Rauchen erlebte, sogar viel intensiver und gesünder ohne Qualm haben kann. Ich kann die Motivation hinter dem Rauchen absolut nachvollziehen und möchte niemanden in Verlegenheit bringen. Mir geht es jedoch ohne Zigaretten deutlich besser, und das teile ich gerne als Motivation für alle Aussteigewilligen.

Es gibt unzählige Gründe, warum einfache **Zucker** im Ernährungsplan auf die Ersatzbank gehören. Deinem PMS können sie Schubkraft verleihen. Dem sich schnell einstellenden Hochgefühl folgt eine rasche Ernüchterung mit langem Durchhänger, der wiederum Heißhunger triggert. Zucker fördert Entzündungen, befeuert Akne und wirkt sich negativ auf deine Darmflora aus. Dabei tut er nur so, als wäre er der tolle Stimmungsmacher, denn er stößt dich umgehend in das nächste heftige Verlangen nach etwas Süßem. Unter uns gesagt: Zucker macht dich süchtig, nicht glücklich. Beeren, Datteln oder Bananen sind gesunde Alternativen, die du stattdessen einsetzen darfst. Außerdem verwende ich im Alltag sowohl kalorienarme Süßungsmittel wie Stevia oder Erythrit und in Maßen natürliche Süßquellen wie Ahornsirup oder Honig, wobei Letztere sich ähnlich auf den Blutzuckerspiegel auswirken wie Industriezucker. Falls du schon mal eine Zuckerfrei-Challenge mitgemacht hast, weißt du, wie süß und voll eine Karotte oder Paprika auf einmal schmecken, wenn du vom Zucker entwöhnt bist. Es warten wahre Geschmacksexplosionen auf dich.

Ähnliches gilt für den übermäßigen **Salz**konsum. Zu viel Salz führt zu lästigen Wassereinlagerungen. Dein akzeptables Tageslimit liegt laut DGE bei maximal 5 bis 6 g Salz pro Tag. Industriell gefertigte Lebensmittel stecken voller Zucker, Salz, Weißmehl, Glutamat und ungesunden Transfetten. So etwas massenweise zu sich zu nehmen ist bei PMS nicht ratsam, da es zu Entzündungen führen kann. Doch manchmal erscheint es einem unfassbar schwer bis unmöglich, nicht in die bequemen Konsumfallen zu tappen. Entwarnung, du musst nicht gleich in Askese gehen! Aber du solltest lernen, dass es auch gesunde Varianten für Belohnung gibt, die dir ein anhaltendes Glücksgefühl schenken, und diese öfter einsetzen.

Was dir gut tut

» Das größte No-Go sind verrückte Diäten, die auf Verzicht aufbauen. Sie machen keinen Spaß und der Jo-Jo-Effekt ist vorprogrammiert. Bewahre dir deinen natürlichen Genuss als oberste Priorität und sei nicht zu streng mit dir. «

Mein Herz blutet, während ich dies hier schreibe, aber auch **Koffein** solltest du nur in Maßen genießen. Übermäßiger Kaffeekonsum lässt dich zum Duracell-Hasen werden, nervöser Darm und Unterleibskrämpfe inklusive. Auf den ersten Blick scheint dich Kaffee wacher zu machen. Dabei bleibst du allerdings müde, gereizt und gestresst. Also gönne dir bei Müdigkeit lieber einen Powernap statt einen doppelten Espresso. Ich bin mittlerweile überwiegend koffeinfrei unterwegs. Nach einer dreiwöchigen Phase der Umgewöhnung, in der mein Freund nach ausgiebiger Recherche eine gute koffeinfreie Bohne als Alternative entdeckt hat, bin ich sehr stolz auf unseren Entzug. Ich fühle mich seither deutlich wacher und entspannter.

Wusstest du schon?

Ein zu hoher Konsum von Gluten und Milchprodukten wird von vielen Menschen nicht gut vertragen. Reduziere diese Lebensmittel in der Lutealphase auf ein für dich bekömmliches Maß oder lass sie ganz weg. Probier aus, was für dich passt.

So solltest du im Zyklus essen

Welche Ernährungsform Menstruierenden im Zyklus besonders gut tut, lehrt uns die Erfahrung. Folgende Nahrungsmittel scheinen einen positiven Effekt auf den Zyklus zu haben:

- **Komplexe Kohlenhydrate**, zum Beispiel aus Vollkorn, Mais, braunem Reis, Obst, Linsen, Bohnen, Quinoa oder Buchweizen, nähren deinen Körper und dein Mikrobiom. Sie verhindern starke Blutzuckerschwankungen, stützen damit deine Laune und beugen Heißhungerattacken vor.

- Auch **Proteine** helfen dabei, Heißhungerattacken zu verhindern. Dabei stellen pflanzliche Proteine ihre tierischen Kontrahenten durch ihre sekundären Pflanzenstoffe, Ballaststoffe und den Reichtum an Vitaminen und Mikronährstoffen häufig in den Schatten. In der Follikelphase braucht der Körper Proteine als Baustoff für die neue Schleimhaut.
- **Ballaststoffe** helfen beim Hormonabbau, denn Östrogen wird zum einen in der Leber abgebaut und zum anderen über den Darm ausgeschieden. Hierfür muss es sich an Ballaststoffe binden. Lebensmittel mit vielen Ballaststoffen sind zudem Präbiotika, die ein Superfood für unsere Darmbakterien darstellen.
- **Fermentierte Lebensmittel** wie Sauerkraut, Kimchi und Kefir wirken probiotisch. Probiotika sind lebende Mikroorganismen, die das Mikrobiom im Darm in seiner Diversität und im Wachstum unterstützen. Außerdem sollen sie die Hormonbalance in der zweiten Zyklushälfte stabilisieren und sich positiv auf deine Stimmung auswirken.
- Lass dich von den **Gewürzen des Orients** inspirieren! Ingwer, Zimt, Safran und Kurkuma sollen stimulierend, antientzündlich, antioxidativ, verdauungsfördernd, schmerzlindernd sein und stecken außerdem voller wertvoller Mikronährstoffe und Vitamine. Ingwer wirkt bewiesenermaßen gegen Übelkeit. Traditionelle Küche ist weiblich, und weise Menstruierende wissen, wie sie sich Gutes tun.
- **Vitamin A und Kreuzblütler** unterstützen den Abbau von Hormonen. Zu den Kreuzblütlern gehört alles, was Kohl im Namen hat: Brokkoli, Blumenkohl, Spitzkohl, Chinakohl, Pak Choi (verwandt mit dem Chinakohl) und die Steckrübe (auch Kohlrübe genannt).
- **Phytoöstrogene** docken zwar an die Östrogenrezeptoren im Körper an, haben jedoch eine wesentlich geringere Wirkung als menschliches Östrogen. Damit können sie dessen Wirkung dämpfen. Du findest sie als Isoflavone und Lignane in Soja, Tofu, Tempeh oder Edamame.

Einige PMS-Betroffene schwören in der Lutealphase auf eine vegane Ernährung. Diese ist zumeist bekömmlicher dank bewusst gewählter Zutaten aus komplexen Kohlenhydraten und Proteinen. Der Darm benötigt vergleichsweise weniger Energie als bei der Verdauung tierischer Produkte. Dem Zyklus, der Natur und der Nachhaltigkeit zuliebe ist eine überwiegend vegane Ernährung also durchaus sinnvoll.

Und noch ein Hinweis, den du bestimmt schon kennst, den man aber gern einmal aus dem Blick verliert: Iss nicht mehr als zwei bis drei große Mahlzeiten pro Tag und vermeide möglichst zu snacken, um den Insulinspiegel konstant zu halten. Studien zum Essverhalten von Menschen in den sogenannten *Blue Zones*, dort also, wo die Menschen am längsten leben, zeigen, dass diese sich eher kalorienarm ernähren. Sie machen keine Diäten, sondern essen über den Tag verteilt wenige, vollwertige, selbst zubereitete pflanzenbasierte Mahlzeiten.

Was dir gut tut

» Gönn dir gerade in schwierigen Phasen deine gesunden Lieblingsgerichte für echte Genießerpausen. Wenn du vorkochst, vermeidest du es, den Verlockungen des Bestellservice zu erliegen. «

Beim zyklusbewussten Essen ist eine vollwertige, pflanzenbasierte Ernährung, die zudem ein besonderes Augenmerk auf wenig entzündungsfördernde Lebensmittel legt, von Vorteil. Das Thema Entzündung und Darmgesundheit spielt in der Forschung eine große Rolle. Ein Dysbiom, bei dem das natürliche Mikrobiom des Darms aus dem Gleichgewicht geraten ist, oder sogar der *Leaky Gut*, bei dem die Barrierefunktion der Dünndarmschleimhaut gestört ist, weshalb Bakterien und Toxine aus dem Darm in den Blutkreislauf gelangen, kann dein Zykluserleben beeinflussen. Die Ursachen hierfür sind vielfältig, stehen aber mit einer einseitigen Ernährungsweise und hochverarbeiteten Lebensmitteln in Verbindung. In diesem Zusammenhang fällt häufig der

Begriff der Übersäuerung des Körpers. Diesem Zustand kannst du mit einer Ernährungsreform spürbar entgegenwirken. Damit schenkst du deinem Körper und deinem Zyklus die bestmögliche Substanz für ein langes, gesundes Leben im Einklang miteinander.

Wusstest du schon?
Die USA, Dänemark und Schweden haben gesetzlich einen Grenzwert für Transfette in ihren Lebensmitteln festgelegt. In Deutschland ist das leider noch nicht der Fall.

Seed Cycling

Ein Trendthema der zyklusbewussten Ernährung ist das Seed Cycling. Es soll sich positiv auf Regelschmerzen, PMS, PCOS, Endometriose, die Wechseljahre und die Fruchtbarkeit auswirken. Beim Seed Cycling werden vier verschiedene Ölsaaten zyklusphasenabhängig verzehrt, was ausgleichend auf die Hormone wirken soll. Und so funktioniert's: In der ersten Zyklushälfte nimmst du täglich je einen Esslöffel Leinsamen und Kürbiskerne zu dir. In der zweiten Zyklushälfte ersetzt du diese durch Sonnenblumenkerne und Sesamsamen. Du kannst sie pur, im Müsli, Joghurt, Smoothie oder Salat genießen. Gutes Kauen soll die Verdaulichkeit, Bioverfügbarkeit und damit die Wirksamkeit verbessern. Bis eine Wirkung eintritt, sollen allerdings 2 bis 4 Monate vergehen. Der Grundgedanke, mehr Saaten zu essen, entspricht voll meinem Geschmack, denn sie spenden hochwertige Fettsäuren, Ballaststoffe, Mikronährstoffe und Vitamine. Wie wichtig die Reihenfolge der Einnahme der Saaten ist, kann ich allerdings nicht beurteilen. Leinsamen und Sesam enthalten regulierende Phytoöstrogene, Sonnenblumenkerne sind reich an Vitamin E, ein super Antioxidans! Kürbiskerne, Sesam und Sonnenblumenkerne enthalten relativ viel Zink. Alles sind gute Helferlein, um deinen Zyklus in der Balance zu halten. Leider kenne ich weder groß angelegte Studien zu diesem Thema noch Saaten-Lobbyisten, die sich dafür einsetzen. Als ich zum ersten

Mal von Seed Cycling gehört habe, war ich bereits im Einklang mit meinem Zyklus. Ich habe es daher nie selbst getestet. Aber es könnte sich lohnen, es einmal auszuprobieren.

Mikronährstoffe und Vitamine

Bei lang anhaltenden unspezifischen Beschwerden wie Müdigkeit, Erschöpfung, Unterleibskrämpfen, Stimmungsschwankungen und vielem mehr könnten Mikronährstoffe und Vitamine dein fehlendes Puzzleteil sein. Diese Symptome kommen allesamt auch beim PMS vor. Zurzeit gibt es in Deutschland noch nicht allzu viele Expert*innen in diesem Bereich. Folgende Mikronährstoffe und Vitamine können dein zyklisches Erleben positiv beeinflussen:

Magnesium ist das Entspannungsmineral schlechthin. Es wird vor allem in den Knochen gespeichert und ist als Cofaktor in über 600 Enzymen aktiv. Da Magnesium bei derart vielen Prozessen seine Finger im Spiel hat, verfügt es über eine breite Wirkkraft.

Bedarf: 300 bis 500 mg pro Tag; bei körperlicher Aktivität, Stress, Schlafmangel, Infektionen oder in der Schwangerschaft etwas mehr.

Enthalten in: Bohnen, Kohl, Rucola, Spinat, Quinoa, Gerste, Reis, Weizenkleie, Nüssen, Sonnenblumenkernen, Kürbiskernen, Sesam, Bananen, Kakao, magnesiumreichem Mineralwasser.

Hilfe im Zyklus: Magnesium lindert Kopfschmerzen, Verstopfung, senkt das Verlangen nach Schokolade, wirkt krampflösend, schlaffördernd, lindert innere Unruhe und kann unterstützend bei depressiven Verstimmungen und Ängstlichkeit helfen.

Wusstest du schon?

Achte bei Nahrungsergänzungsmitteln darauf, dass sie Magnesium in Form von Citrat, Bisglycinat, Malat oder Glukonat enthalten. Oxalat wird vom Körper schlechter aufgenommen.

Eisen ist beteiligt am Sauerstofftransport in den Blutkörperchen und Muskelzellen, an der Verstoffwechslung und Ausscheidung von Hormonen, Neurotransmittern und Medikamenten sowie an der Herstellung von Schilddrüsenhormonen.

Bedarf: Ungefähr 30 % aller Menschen weltweit leiden an einem Eisenmangel. Während der Menstruation verlierst du circa 10 bis 30 mg Eisen, weshalb die Aufnahme von 15 mg Eisen pro Tag empfohlen wird, idealerweise über die Nahrung. Solltest du wegen eines Mangels Eisentabletten oder -saft einnehmen, achte besonders gut auf eine verdauungsfördernde Ernährung, denn Eisen macht den Stuhl dunkel und fest. Teste gern verschiedene Hersteller, um herauszufinden, welches Präparat du am besten verträgst. Übrigens wird Eisen besser vom Körper verwertet, wenn das Präparat nur jeden zweiten Tag eingenommen wird.

Enthalten in: tierischen Lebensmitteln wie rotem Fleisch oder Schweineleber sowie in pflanzlichen Lebensmitteln: Kerne wie Kürbis, Sesam und Leinsamen, Hülsenfrüchte, Sojabohnen, Linsen, weiße Bohnen, Vollkornreis, Trockenfrüchte, Haferflocken und grünes Blattgemüse.

Hilfe im Zyklus: Eisen hilft bei Müdigkeit und Erschöpfung, bringt dir Energie und unterstützt die körperliche und seelische Leistungsstärke.

Wusstest du schon?

Kaffee und Schwarztee hemmen die Eisenaufnahme. Verzichte 30 Minuten vor und 2 Stunden nach einer Mahlzeit darauf. Vitamin-C-haltige Nahrungsmittel sowie das Erhitzen, Keimen und Fermentieren pflanzlicher Eisenquellen hingegen fördern die Aufnahme.

Omega-3-Fettsäuren sind essenzielle, mehrfach ungesättigte Fettsäuren, die mit der Nahrung aufgenommen werden müssen: Alpha-Linolensäure (ALA), Eicosapentaensäure (EPA), Docosahexaensäure (DHA). Sie bilden wichtige Bestandteile der Zellmembranen, vor allem im Gehirn, den Gefäßen und der Netzhaut. Sie sind wichtige Energiebringer und -speicher und an der Herstellung von entzündungshemmenden Botenstoffen und Neurotransmittern wie Serotonin oder Dopaminbeteiligt.

Bedarf: 250 bis 1000 mg DHA/EPA pro Tag

Enthalten in: ALA findet man in Nüssen und Saaten wie Leinöl, Hanfsamen/-öl, Walnussöl, Chiasamen, Rapsöl. EPA und DHA ist nur in Mikroalgen/-öl enthalten und über diese auch in Fisch wie Lachs oder Makrele sowie in Meeresfrüchten.

Hilfe im Zyklus: Omega-3-Fettsäuren wirken entzündungshemmend, lindern Regel- und Kopfschmerzen, unterstützen die Verdauung, sollen die Motivation und Libido steigern, helfen bei Akne, Depressionen und Ängsten.

Wusstest du schon?

Vor allem im Fett von Raubfischen wie Lachs oder Thunfisch reichern sich Schwermetalle an. Daher ist trotz der sonst so gesunden Eigenschaften ein übermäßiger Fischkonsum nicht zu empfehlen. 1 bis 2 Portionen in der Woche sind super.

Vitamin B12 ist am Hormonabbau in der Leber beteiligt und außerdem wichtig für die Nerven, die Herstellung von Stresshormonen, Serotonin, Melatonin sowie von Neurotransmittern, fürs Immunsystem und vieles mehr.

Bedarf: 4 µg pro Tag. Vegan lebende Menschen können es nicht ausreichend über die Nahrung aufnehmen und sollten unbedingt substituieren. Grundsätzlich sollte aber bei allen Ernährungsstilen auf eine ausreichende Zufuhr geachtet werden.

Enthalten in: Rindfleisch, Kalbsleber, Lachs, Hühnereiern, Emmentaler, Vollmilch, angereicherter Pflanzenmilch.

Hilfe im Zyklus: Vitamin B12 hilft bei Kopf- und Rückenschmerzen, Müdigkeit, Erschöpfung, starken Menstruationsbeschwerden, Akne, unregelmäßigen Zyklen, depressiven Verstimmungen.

Vitamin D ist das Sonnenvitamin, ein Prohormon, das der Körper mit Hilfe des Sonnenlichts selbst bilden kann. Allerdings reicht die

Sonnenintensität in Nord- und Mitteleuropa dafür zwischen Oktober und März nicht aus. Ohnehin werden nur 10 % des benötigten Vitamin D mit der Nahrung aufgenommen, sodass ein Mangel weitverbreitet ist. Vitamin D ist an vielerlei Prozessen beteiligt, unter anderem an der Aufnahme von Calcium, der Wundheilung, einem funktionierenden Immunsystem, bei Entzündungsreaktionen und der Genregulation.

Bedarf: je nach Hauttyp täglich 5 bis 25 Minuten Sonnenexposition mit freien Unterarmen. Schon Lichtschutzfaktor 15 und Fensterglas stören die Produktion von Vitamin D. Eine Überproduktion durch Sonnenlicht ist zwar ausgeschlossen, ein Sonnenbrand aber nicht. Zur Höhe der Substitution gehen die Meinungen auseinander. Nach aktuellem wissenschaftlichen Stand sind 800 bis 2000 IE täglich prophylaktisch und bei einem Mangel 2000 bis 4000 IE empfehlenswert. Die tägliche Einnahme sei der wöchentlichen Gabe von 20.000 IE überlegen. Wann hast du zuletzt deinen Vitamin-D-Spiegel bestimmen lassen?

Enthalten in: in geringen Mengen in fettigem Fisch (Makrele, Sardinen, Lachs, Hering) sowie in Eiern, Leber und anderen Innereien. Um deinen täglichen Bedarf an Vitamin D über die Ernährung zu decken, müsstest du allerdings 80 g Hering oder 125 g Lachs oder 690 g Hühnereier oder 950 g Pfifferlinge zu dir nehmen. Das ist nicht nur unrealistisch, sondern auch ungesund.

Hilfe im Zyklus: Vitamin D wirkt stimmungsstabilisierend, lindert Regelschmerzen, hilft bei Müdigkeit, vermindert die Infektanfälligkeit, wirkt möglichem Haarausfall entgegen.

Wusstest du schon?
Die USA und Schweden setzen der Milch Vitamin D zu, um ihre Bevölkerung aus dem chronischen Mangelzustand zu bringen.

Auch auf die folgenden Nährstoffe und Vitamine solltest du im Zyklus besonderen Wert legen:

Calcium arbeitet Hand in Hand mit Vitamin D, kann anders als dieses aber gut mit der Nahrung aufgenommen werden. Nahrungsmittel mit viel Calcium sind weiße Bohnen, Bananen, Spinat, Roggenvollkorn, Kartoffeln, Linsen, Petersilie, Käse, Brokkoli, Haselnüsse und gemahlene Eierschalen. Im Zyklus wirkt es positiv auf die Stimmung und beugt Wassereinlagerungen vor.

Zink ist wichtig für unser Immunsystem, unterstützt die Wundheilung, wirkt antioxidativ und ist an der Hormonproduktion beteiligt. In der Nahrung findest du es in weißen Bohnen, Bananen, Spinat, Roggenvollkorn, Kartoffeln, Linsen, Mais, Haferflocken, Rind, Garnelen, Sesam, Kürbiskernen, Cashewnüssen und Kichererbsen. Es scheint sich stabilisierend auf die Zykluslänge auszuwirken und unterstützt die Progesteronbildung.

Vitamin C wirkt ebenfalls antioxidativ und nimmt eine Schlüsselfunktion bei der Immunabwehr ein. Im Zyklus hat es sich als positiv bei depressiven Verstimmungen erwiesen und kann dir aus Zuständen der Lethargie oder Müdigkeit heraushelfen. In der Nahrung findest du es in Zitrusfrüchten, in der Acerolakirsche, in Papaya, Brokkoli, Paprika, grünem Blattgemüse, Blumenkohl, Beeren, Tomaten und Süßkartoffeln.

Vitamin E ist ein weiteres Antioxidans, das bei Schmerzen und Entzündungen helfen soll. Vitamin E ist in Sonnenblumenkernen, Mandeln, Weizenkeimen, Süßkartoffeln, Lachs, Avocados, grünem Blattgemüse, Erdnüssen und roter Paprika enthalten.

Vitamin B6 ist an zentralen Stoffwechselprozessen beteiligt und kann über die Hormonregulation die Stimmung beeinflussen. Vitamin-B-6-Lieferanten sind Vollkorngetreide, Hasel- und Walnüsse, Trockenfrüchte, rote Paprika, Sardinen, Makrelen und Schweinefleisch. Alkoholmissbrauch und bestimmte Medikamente (auch die Pille) erhöhen jedoch den Bedarf. Vorsicht bei der Substitution! Eine Überdosierung kann neurologische Schäden verursachen.

Was dir gut tut

» Falls du die Einnahme von Nahrungsergänzungsmitteln auf den Zyklus abstimmst, beginne damit spätestens eine Woche vor Beginn der Menstruation beziehungsweise einige Tage bevor du die ersten PMS-Beschwerden erwartest. «

Achtsames und intuitives Essen

Wann warst du zuletzt beim Essen einzig auf deine Nahrung konzentriert? Hast dich ganz und gar auf den Genuss eingelassen? Jeden Bissen gesehen, gerochen, gefühlt, geschmeckt, vielleicht sogar zelebriert? Achtsamkeit kann dir im Alltag auf vielen Ebenen Heilung bringen, sogar beim Essen. Sie hilft dir, dein Essen wertzuschätzen. Essen sollte nicht nur Mittel zum Zweck sein – schnell ein Snack zwischendurch, während du E-Mails beantwortest, oder fix hinuntergeschlungen in den 5 Minuten zwischen zwei Meetings –, sondern als essenzielle Stärkung deines Körpers verstanden werden. Menschen, die achtsam essen, wählen gesündere Lebensmittel und essen automatisch nur so viel, wie sie brauchen. Sie lernen, auf ihr Bauchgefühl zu hören, und entwickeln ein intuitives Essverhalten. Das wiederum hat Auswirkungen auf dein Zykluserleben.

Für den Fall, dass du dir unter achtsamem Essen nichts vorstellen kannst, lade ich dich ein, die bekannteste Übung hierzu auszuprobieren: die achtsame Rosine. Probier einmal, sie mit allen Sinnen zu genießen. Was, du magst keine Rosinen? Das habe ich früher auch gedacht. Nach dieser Übung wirst du an der Rosine ganz neue Seiten entdeckt haben. Los geht's: Widme jedem deiner Sinne eine ganze Minute. Nimm die Rosine zwischen Zeigefinger und Daumen und schaue sie an. Betrachte ihre Rundungen und Einbuchtungen, betaste sie. Jede Rosine ist einzigartig. Halte sie an dein Ohr und drücke sie sanft. Wie klingt das? Erschnuppere ihr süßes, volles Aroma, bevor du sie in den Mund nimmst. Befühle ihre runzelige, weiche Struktur mit Lippen und Zunge. Beiße nun endlich hinein und lass sie ihren Geschmack entfalten. Ist sie süß? Sauer? Karamellig? Ein bisschen von allem? Nimm wahr, wie sich ihr Geschmack im ganzen Mund verteilt, bevor du sie hinunterschluckst. Na, wie stehst du Rosinen jetzt gegenüber? Weißt du ihre Fülle neu zu schätzen? Mir ist schon klar, dass du in der Realität nicht jeden Bissen jeder Mahlzeit so auskosten kannst wie diese Rosine. Dann wärst du vermutlich ein Koalabär, der den ganzen Tag nichts anderes macht, außer zu essen und zu schlafen. Bemühe dich dennoch, den einzelnen Mahlzeiten mehr Zeit und Aufmerksamkeit zu widmen. Du wirst zufriedener sein, es ist schonender für die Verdauung und du wirst schneller satt.

Wusstest du schon?
In Kombination mit Sport ist achtsames, intuitives Essen die gesündeste und auf lange Sicht erfolgversprechendste Art, abzunehmen und das Gewicht zu halten.

Bewegung

Regelmäßige Bewegung ist eine entscheidende Säule deiner Gesundheit. Leider messen ihr die meisten Menschen nicht den Stellenwert in ihrem Leben bei, den sie verdient. Auch bei mir kommt Sport als Erstes zu kurz, wenn meine Balance ins Wanken gerät. Sport ist irgendwie aus der Kategorie der lebenswichtigen Aktivitäten in die Kategorie »nur für Menschen, die Zeit für Hobbys haben« gerutscht. Dabei ist regelmäßige Bewegung für unsere Gesundheit genauso wichtig wie eine gesunde Ernährung und ein erholsamer Schlaf. Die WHO empfiehlt Erwachsenen zwischen 18 und 64 Jahren mindestens 150 bis 300 Minuten moderate Ausdauerbelastung oder 75 bis 150 Minuten intensive körperliche Belastung pro Woche. Das entspricht in etwa einem anspruchsvollen 30-minütigen Spaziergang oder einem lockeren Lauf pro Tag oder zwei intensiven Sportkursen pro Woche. Außerdem wird empfohlen, an mindestens 2 Tagen in der Woche

Übungen zur Kräftigung der Muskulatur durchzuführen. Eine Bewegungseinheit sollte mindestens 10 Minuten dauern.

Alles in allem kann man sagen: Bewegung ist jeden Tag wichtig. Schon ein leichter Spaziergang nach dem Essen unterstützt deinen Kreislauf, deine Laune und deine Verdauung. Angesichts des weitverbreiteten Arbeitens im Homeoffice ist es gerade heutzutage unerlässlich, deinen Steinzeitkörper einmal täglich zum Schwitzen zu bringen, damit er nicht krank wird. Denn du bist biologisch darauf programmiert, vor Säbelzahntigern wegzurennen, und nicht darauf, Katzenvideos auf YouTube anzuschauen. Zu wenig Bewegung macht dich krank. Das Resultat sind Übergewicht, Rückenschmerzen, Verspannungen und die meisten metabolischen Erkrankungen unserer Gesellschaft.

Die Auswirkungen eines Bewegungsmangels befeuern natürlich auch deine PMS-Beschwerden. Ausreichend Bewegung hingegen unterstützt dich dabei, dein PMS in den Griff zu bekommen. Selbst wenn dein erster Impuls in der Lutealphase sein sollte, dich auf dem Sofa unter der Kuscheldecke zu verkriechen, lohnt sich moderate Bewegung vor und während der Menstruation immer. Ausdauersport hilft erwiesenermaßen bei Krämpfen, Verdauungsstörungen, Wassereinlagerungen und Stimmungsschwankungen. Wage doch mal ein Experiment: Bestich deinen inneren Schweinehund, indem du dir schon vor dem Sport das stolze, gelöste und freudige Gefühl vorstellst, das dich nach dem Training erwartet.

Was dir gut tut

» Sport in der PMS-Zeit ist eine Wohltat für Körper und Geist, solange du deine Grenzen beachtest. Du darfst es genießen, in Bewegung zu sein. Das ist Leistung genug. «

Was genau passiert eigentlich in deinem Körper bei sportlicher Aktivität?

- Kalorien und Fett werden verbrannt.
- Die Durchblutung wird gefördert. Dadurch werden Krämpfe gelindert.
- Die Verdauung wird angeregt.
- Die Muskulatur wird gestärkt.
- Verspannungen lösen sich.
- Wassereinlagerungen werden schneller abgebaut.
- Deine allgemeine Anspannung senkt sich.
- Deine Knochen werden gestärkt.
- Endorphine und Serotonine werden freigesetzt, und ganz automatisch stellt sich gute Laune ein.

Durch regelmäßige Bewegung und Sport senkst du dein spezifisches Risiko für die häufigsten Erkrankungen unserer Zeit, wie beispielsweise Diabetes, Adipositas, Osteoporose, Bluthochdruck, Depressionen, Krebserkrankungen, Autoimmunerkrankungen und viele mehr. Sport verbessert deine Schlafqualität, senkt dein allgemeines Stresslevel, stärkt dein Immunsystem und reduziert Zyklusbeschwerden aller Art. Neurowissenschaftler*innen konnten bei Untersuchungen der Hirnströme feststellen, dass dich körperliches Training befähigt, Informationen effizienter zu verarbeiten. Bewegung regt deine Nerven dazu an, sich besser zu vernetzen und schneller zu funken. Sportler sind dadurch aufmerksamer, gelassener, aufnahmefähiger und damit lernfähiger. Man könnte also auch sagen: Sport macht klug. Auf lange Sicht gesehen kostet dich Sport keine Zeit, sondern schenkt dir welche. Er bläst deinen Kopf frei, lässt die Kreativität fließen, hilft dir, Herausforderungen zu meistern, und macht dich noch cleverer, als du es ohnehin schon bist. Dabei gewinnst du ganz nebenbei an Wohlgefühl, Selbstbewusstsein und gesunden Lebensjahren. Was musst du noch wissen, damit du gleich morgen die Turnschuhe anziehst?

Schlaf

Erwachsene sollten zwischen 7 und 9 Stunden pro Nacht schlafen. Nur ungefähr 1 % aller Menschen sind Kurzschläfer und bleiben dauerhaft mit 4 bis 6 Stunden Erholungsschlaf gesund. Jugendliche zwischen 12 und 18 Jahren brauchen sogar 8 bis 10 Stunden Schlaf und Kinder zwischen 6 und 12 Jahren 9 bis 12 Stunden. Trotzdem sparen viele Menschen konsequent an ihrem Schlaf. Auch ich habe mich im Studium und in meiner intensiven Zeit als Klinikärztin regelmäßig unter Schlafentzug gesetzt. Meine Glaubenssätze lauteten: »Wer viel schläft, ist faul« und: »Ich habe einfach keine Zeit zu schlafen.« Damit habe ich mich um meine alltägliche Regeneration betrogen. Denn nur wer genug schläft, ist am nächsten Tag wieder fit, kann klar denken und effizient handeln. Menschen mit chronischem Schlafmangel sind hingegen schlecht gelaunt, gereizt und haben Konzentrationsstörungen. Sie sind generell weniger aufnahmefähig und träger. Das Erledigen von Aufgaben dauert länger, die Fehleranfälligkeit steigt, sogar Unfälle passieren häufiger. Ihr Immunsystem ist geschwächt, weshalb vermehrt Entzündungen im Körper vorkommen.

Wer müde ist, wird hungrig. Wer kennt sie nicht, die Heißhungerattacken nach einer durchzechten Nacht? Viele Symptome des Schlafmangels ähneln denen des PMS. Sie können sich gegenseitig bedingen oder verstärken. Denn wenn du müde und erschöpft bist, neigst du eher dazu, deine gesunden Routinen über Bord zu werfen. Du machst vermutlich weniger Sport. Du greifst eher zu Fast Food und schnellen Kohlenhydraten, weil du glaubst, weder Zeit noch Geduld fürs Kochen aufbringen zu können. Du pushst dich mit Zucker und Koffein, um dich für einen Moment wacher und aktiver zu fühlen. Dein innerer Schweinehund wird immer größer, und du fühlst dich in altbekannten, bequemen Mustern einfach sicherer. Das ist völlig nachvollziehbar. Mit deinem neu gewonnenen Wissen merkst du allerdings, dass es besser wäre, die schädlichen Gewohnheiten durch gesunde Alternativen zu ersetzen. Auf ausreichend Schlaf zu achten ist ein Anfang. Wie du deine Schlafqualität verbessern kannst und gesunde Schlafroutinen entwickelst, erfährst du ab S. 161.

Risikofaktoren für einen schlechten Schlaf sind eine hohe Arbeitsbelastung mit hohen Wochenstundenzahlen, unregelmäßige Arbeitszeiten und Schichtdienst, lange Zeiten vor dem Bildschirm, womöglich bis tief in die Nacht, ein unrealistischer, überfüllter Terminkalender, fehlende Ruhepausen und Erholungszeiten, Kinder oder die Pflege von Angehörigen – Stichwort Care-Arbeit – und, *last but not least*, unser treuester Widersacher in Sachen gesünder leben: der Stress. Oje, bin ich in all deine Fettnäpfchen getreten? Umso besser. Dann weißt du nun, woran wir gemeinsam arbeiten dürfen. Und ich weiß, wovon ich spreche, da auf mich früher auch fast alles zutraf.

Auf hormoneller Ebene ist das Hormon Melatonin wichtig für den Schlaf. Es reguliert deine innere Uhr. Mit Einbruch der Dämmerung wird es von der Zirbeldrüse im Gehirn vermehrt gebildet. Zwischen 2 und 4 Uhr nachts schüttet der Körper am meisten davon aus, denn dann ist es in der Regel am dunkelsten und du schläfst, wenn du nicht gerade Nachtschicht hast oder von einem Baby wach gehalten wirst. Licht hemmt die Melatoninbildung, auch das blaue Licht unserer digitalen Geräte, sofern kein Blaulichtfilter integriert ist. Somit kannst du dich mit langen Netflix-Abenden in doppelter Hinsicht sabotieren. Ein zu niedriger Melatoninspiegel kann Schlafstörungen verursachen, muss es aber nicht. Viel wichtiger und aufschlussreicher für deine Schlafhygiene ist, drei Mal darfst du raten: dein Lebensstil.

Fragen an dich

1. Welche Reaktionen deines Körpers auf Stress kennst du schon? Dabei kannst du dich an folgenden Anhaltspunkten orientieren:
   - Treten allgemeine körperliche Reaktionen wie vermehrtes Schwitzen, Herzklopfen usw. auf?
   - Stellst du Veränderungen in deinem Zyklus fest, wie beispielsweise Unterbauchkrämpfe, unreine Haut oder Zwischenblutungen?
   - Hast du wiederkehrende Gedankenmuster?
   - Reagierst du emotionaler als sonst? Bist du traurig oder reizbar?
   - Wie gut kannst du dich gerade konzentrieren?
   - Gibt es Spannungen in deinem privaten oder beruflichen Umfeld?

2. Wie angespannt musst du wirklich sein? Versuch mal, dich zukünftig in anstrengenden Situationen an das tiefe Atmen zu erinnern. Erinnerungshilfen können Armbänder oder T-Shirts mit dem Aufdruck »Breathe« sein oder auch ein Post-it an der Wand.

3. Wann hast du dir zuletzt eine lange Pause gegönnt? Plane deine nächste kleine Auszeit oder einen Urlaub noch an diesem Wochenende.

4. Ernährungs-Check: Welche komplexen Kohlenhydrate, pflanzlichen Proteine, Mikronährstoffe und Vitamine hast du bereits in deine Ernährung integriert? Welche Lebensmittel möchtest du reduzieren? Von welchen dürfte es gern mehr sein?

5. Bewegungs-Check: Wie viele Minuten am Tag, in der Woche, im Monat bewegst du dich durchschnittlich? Wie viel möchtest du dich bewegen?

6. Schlaf-Check: Schläfst du genug? Versuch mal, in der nächsten Woche möglichst jede Nacht 7 bis 9 Stunden zu schlafen.

7. Bei allen guten Vorsätzen, was du alles besser machen könntest: Stress dich nicht. Setz dir Prioritäten und klare Ziele, die du Schritt für Schritt verfolgst. Mehr dazu in Kapitel 5.

Kapitel 3:

Therapien und Hilfe zur Selbsthilfe

Du kannst sehr viel gegen dein PMS tun, allein und gemeinsam mit Expert*innen deines Vertrauens. Inhaltlich weißt du nun mehr über das PMS und seine Ursachen als viele Ärzt*innen und andere Menschen, die im Gesundheitsbereich arbeiten. Außerdem bist du auf dem Weg, Spezialist*in für deinen Körper und deine zyklischen Bedürfnisse zu werden – die perfekte Grundlage, um langfristig Frieden mit deinem Zyklus zu schließen. Die vorwiegend naturwissenschaftlich orientierte Medizin, die Komplementärmedizin, die Psychologie und Änderungen in deinem Lebensstil bieten dir eine Vielzahl von Möglichkeiten für deinen individuellen Weg. In diesem Kapitel gebe ich dir einen Überblick.

Das sagt die vorwiegend naturwissenschaftlich orientierte Medizin

Dieser Begriff mag dir noch ungewohnt vorkommen, doch darf er langfristig den Begriff der Schulmedizin ablösen. Was genau verbirgt sich dahinter? Als vorwiegend naturwissenschaftlich orientierte Medizin (»Schulmedizin«) gelten sämtliche diagnostischen Maßnahmen und Therapien, die dem Prinzip von Ursache und Wirkung folgen und mit wissenschaftlichen Methoden objektivierbar sind. Im Zentrum stehen dabei Erkrankungen und deren Therapie.

Alternative Verfahren fokussieren sich mehr auf die Gesundheit als auf die Krankheit. Häufig werden Geist und Seele stärker miteinbezogen. Viele dieser Konzepte sind allerdings nicht zwingend wissenschaftlich belegbar. In ihrer Funktion als ergänzende Methoden zur vorwiegend naturwissenschaftlich orientierten Medizin werden sie als Komplementärmedizin bezeichnet. In meiner Vision ziehen zukünftig beide Ausrichtungen am selben

Strang einer wissenschaftsbasierten Medizin, die gleichwohl jeden Menschen in seiner Individualität wahrnimmt.

Ein Kennzeichen guter Medizin auf Augenhöhe ist für mich, dass am Ende von Ärzt*in und Patient*in gemeinsam ein Therapiekonzept entwickelt wird. Dazu müssen natürlich beide Parteien bereit sein. Da ich Körper und Psyche als untrennbare Einheit verstehe, darf die Psychotherapie als wissenschaftlich orientierte Behandlung in diesem Kapitel nicht fehlen. Mir ist es wichtig, dass du auf deinem Weg Begleiter*innen hast, mit denen du dich wohlfühlst und denen du vertraust. Wenn du dich nicht gehört oder verstanden fühlst, sprich das klar an, damit dein Gegenüber die Chance hat, auf dich einzugehen. Als Optimistin behaupte ich, dass sich in den meisten Fällen ein lebendiger und konstruktiver Dialog entwickeln wird. Wenn dir jedoch weiterhin nicht zugehört wird und du dich konstant unwohl fühlst, wechsle die Praxis. Solche Beziehungen bringen dir wenig. Schließlich geht es um deine Gesundheit, nicht darum, irgendjemandem zu gefallen oder ja niemandem auf die Füße zu treten.

Besuch in der gynäkologischen Praxis

Nach all der Theorie wird es nun konkret: Was erwartet dich in einer gynäkologischen Praxis? Als Erstes darfst du über deine Beschwerden sprechen und deine Fragen stellen. Das ausführliche Gespräch zwischen Patient*in und Ärzt*in wird Anamnese genant. Dabei werden deine aktuelle Situation und deine Krankengeschichte beleuchtet.

Die Diagnose des PMS wird anhand der Beschwerden im zeitlichen Zusammenhang mit deiner Zyklusphase gestellt. Dabei werden mindestens die letzten 2 bis 3 Monate genau betrachtet. Ich weiß nicht, wie es dir normalerweise geht, wenn du in einer Arztpraxis bist. Aber wenn ich nach langer Wartezeit endlich im Sprechzimmer meiner Gynäkologin sitze, habe ich die Hälfte all dessen vergessen, was ich eigentlich sagen wollte. In 10 Minuten

Behandlungszeit meine letzten drei Zyklen spontan zu rekapitulieren, ist selbst für mich als Expertin unrealistisch. Wenn ich also etwas mit meiner Gynäkologin besprechen möchte, schreibe ich mir im Vorfeld Stichworte auf und nehme diese mit ins Sprechzimmer. Hast du schon ein Zyklustagebuch? Dann nimm es unbedingt mit.

Nach dem Gespräch folgt die körperliche Untersuchung, um andere Ursachen, die PMS-ähnliche Beschwerden machen, auszuschließen. Dazu gehören zum Beispiel Zyklusstörungen mit abnormalen Hormonschwankungen, Neubildungen etwa von Zysten oder anderen Gewebeveränderungen in Gebärmutter und Eierstöcken sowie Entzündungen, Myome oder Endometriose. Dafür wird eine Untersuchung auf dem gynäkologischen Stuhl inklusive Ultraschall gemacht. Werden bei der Untersuchung Auffälligkeiten in der Gebärmutter entdeckt, kann eine Gebärmutterspiegelung sinnvoll sein. Könnte sich eine Endometriose hinter den Beschwerden verbergen, kann eine Bauchspiegelung sinnvoll sein.

Viele Menschen fragen in der Praxis nach einer Blutuntersuchung, bei der auch die Sexualhormone mitbestimmt werden. Beim PMS bringt dich das allerdings nicht weiter, denn deine Überempfindlichkeit spiegelt sich nicht in der Konzentration der Hormone wider. Anders ist das bei echten Hormonschwankungen oder Hormonstörungen, die sich darüber nachweisen lassen.

In der normalen Laborentnahme können uns außerdem der Hämoglobinwert, der Eisenspiegel (gemessen als Ferritin und Transferrin), die Entzündungswerte und gegebenenfalls die Analyse von Vitaminen und Mikronährstoffen wertvolle Auskünfte geben. Leider werden nicht alle Kosten von der Krankenkasse übernommen. Wann es sinnvoll ist, welche Werte zu ermitteln, besprichst du am besten bei deinem Termin in der Praxis. Hast du Probleme mit deinen Hormonen, können dir zudem gynäkologische Endokrinolog*innen gute Ratschläge geben.

Seit einigen Jahren gibt es auf dem Hormonmarkt frei verkäufliche Speicheltests. Der Vorteil an der Messung ist, dass die Hormone im Speichel überwiegend in freier Form vorliegen. Man misst also das, was gerade aktiv ist. Du führst diese Tests zu Hause durch und schickst sie selbst an ein Labor. Größere Studien zu Sexualhormonen fehlen allerdings bisher, zur Cortisolmessung hingegen sind sie bereits etabliert. Da ich in meinen Coachings symptomorientiert vorgehe und hinter PMS-Beschwerden nicht gleich ein Ungleichgewicht der Hormone vermute, nutze ich bisher keine Hormonspeicheltests. Ich bin aber gespannt, welche Erkenntnisse es zu dieser Methode in Zukunft geben wird.

Was dir gut tut

» Ich dachte lange, dass es reicht, eine Krankenversicherung zu haben, um gesund durchs Leben zu kommen. Heute investiere ich zusätzlich in Form von Sport, guter Ernährung, Mikronährstoffen und Entspannungsmethoden in meinen Körper. «

Zyklustracking und Tagebuchschreiben

Betätige dich als Zyklusdetektiv*in und gehe deinem PMS auf den Grund. Das empfehlen führende Expert*innen zu PMS und PMDS. Manchmal reichen bereits 2 oder 3 Monate genauer Beobachtung, um die Herausforderungen deines Zyklus zu erkennen und individuelle Lösungen für dich zu finden.

Der Begriff Zyklustracking wird vor allem für Apps oder Tabellen verwendet, in denen du überwiegend Klicks oder Kreuzchen setzt. Dabei werden bestimmte Bereiche, wie deine Stimmung, körperliche Aktivität, Blutungsstärke, Verdauung, Sex, Schmerzen und dein Lebensstil, abgefragt. Weitere Beobachtungen können als freie Notizen ergänzt werden. Die Form des Tagebuchschreibens, manche nennen es auch *Journaling*, folgt keinen strikten Vorgaben. Wähle die Methode, die für dich die geringste Hürde darstellt, und leg erst mal los. Ganz gleich, ob du deine

Beobachtungen in einem Notizbuch, auf einem Zyklusblatt, in einem Zyklustagebuch oder in einer App festhältst – wichtig ist bei allen Methoden, dass du die Tage deiner Menstruation markierst, um deine Beobachtungen im Nachhinein entsprechend der jeweiligen Zyklusphase interpretieren zu können. Natürlich darfst du bei starken Beschwerden schon während der Beobachtungsphase mit einer Therapie beginnen.

Folgende Fragen können dir als Inspiration beim kreativen Schreiben dienen:

- Wie geht es dir heute?
- Was fällt dir besonders leicht, was schwer?
- Wonach sehnst du dich?
- Wie zufrieden bist du mit dir?
- Wie ist dein Energielevel? Steckst du voller Tatendrang oder kochst du eher auf Sparflamme?
- Fühlst du dich wohl unter Leuten oder möchtest du dich lieber zurückziehen?
- Hast du Lust auf Kuscheln oder Sex?
- Wie steht es mit der Verdauung? Hast du besondere Gelüste oder Heißhunger?
- Wie ist deine Stimmung: freudig, neutral, grüblerisch, überschwänglich, gedämpft, schwankend?
- Begleiten dich Ängste oder Sorgen? Hängst du gedanklich irgendwo fest?
- Hast du bestimmte Beschwerden? Wenn ja, welche?
- Was ist dein Talent des Tages: Kreativität, Geselligkeit, Planen, Reden, Strahlen, Innenschau, Reflexion, Selbstfürsorge?
- Was kann den heutigen Tag für dich besser machen?

Für einen strukturierten Überblick eignen sich Zyklusblätter. Ergänze dort, wenn du magst, auch deine Basaltemperatur und die Konsistenz des Zervixschleims. Über diesen QR-Code kannst du kostenfrei das **Zyklusblatt** herunterladen, das ich eigens für meine Klient*innen erstellt habe:

Möchtest du eine besondere Beschwerde, wie zum Beispiel Unterbauchschmerzen, genauer unter die Lupe nehmen, spielt dein Lebensstil wieder einmal eine wichtige Rolle. Antworten auf die folgenden Fragen können dir wertvolle Informationen liefern:

1. Wann und wie oft tritt die Beschwerde auf?
2. Wie stark ist die Beschwerde auf einer Skala von 1 (leicht) bis 10 (unerträglich)?
3. Falls du Schmerzen hast, welche Qualität haben sie? Sind sie stechend, ziehend, andauernd, kommend und gehend, krampfartig, wandernd, dumpf, strahlen sie irgendwohin aus?
4. Vermutest du einen möglichen Auslöser der Beschwerde?
5. Was lindert die Beschwerde?
6. Hast du gerade viel Stress, beruflich oder privat, wenn diese Beschwerde auftritt?
7. Wenn ja, wie gut kannst du mit diesem Stress umgehen?
8. Was und wie regelmäßig isst und trinkst du?
9. Machst du Sport oder bewegst du dich anderweitig genug?
10. Nutzt du vermehrt Genussmittel wie Koffein und Zucker oder Suchtmittel wie Nikotin und Alkohol?

11. Wie viel und wie gut schläfst du gerade?
12. Wie wirkt sich deine Beschwerde auf dein Verhalten und dein soziales Umfeld aus?

Schon beim Beobachten des ersten Zyklus darfst du dich auf einige Aha-Momente gefasst machen. Ich bin damals aus allen Wolken gefallen, als ich bemerkt habe, wie eng meine Zyklusphasen, meine Empfindungen und mein Lebensstil miteinander verbunden sind.

Wusstest du schon?
Das Geniale am Zyklustracking vor dem Arztbesuch ist, dass die klaren Fakten dir unnötiges Blabla und einiges an Leidenszeit ersparen. Ihr könnt direkt gemeinsam in die Interpretation deines Zyklus einsteigen und nach Lösungen suchen.

Vielleicht kommst du an manchen Tagen ganz leicht in Kontakt mit deinem Zyklus. An anderen Tagen bist du hingegen blockiert, fühlst dich entkoppelt und unsicher. Finde heraus, warum das so ist und wie du es dir in Zukunft leichter machen kannst. Häufig ist ein vollgestopfter Tag schuld daran. Oder das Zyklustracking steht auf deiner To-do-Liste noch zu weit unten. Folgende Tipps können dir dabei helfen, deine neue Beobachtungsroutine schnell und konfliktarm zu beginnen:

- Fang mit einer Beobachtungsmethode an und bleibe mindestens einen Zyklus lang dabei. Wenn du andere Methoden ausprobieren willst, wechsle erst zum Beginn des nächsten Zyklus.
- Halte alle Utensilien, die du brauchst, bereit, egal ob Tagebuch, Notizbuch, ausgedrucktes Zyklusblatt, Stift oder die bereits installierte App auf dem Handy.
- Lege einen Zeitpunkt fest, an dem du täglich trackst. Bleibe für diesen Zyklus dabei.
- Erzähle anderen von deiner neuen Routine. Beziehe deine*n Partner*in mit ein, wenn ihr beide das möchtet. Super moti-

vierend ist es auch, gemeinsam mit Freund*innen zu tracken.

- Warte nicht bis zum ersten Tag der nächsten Menstruation. Fang gleich heute an oder spätestens morgen.

Meine tägliche Zyklusbeobachtung ist für mich die höchste Form der Selbstfürsorge. Innerhalb kürzester Zeit wirst du nicht nur die Auslöser für Beschwerden in bestimmten Phasen ermitteln, sondern noch viel mehr über dich erfahren. Du wirst deine eigenen Stärken besser kennenlernen, einen anderen Umgang mit deinen vermeintlichen Schwächen finden oder diese in einem neuen Licht sehen und bald sogar in der Lage sein, deine Stimmung und dein Energielevel vorauszusagen. Da wird Wissenschaft zur Magie.

Die Ein-Wort-Methode und die Farbkodierung

Wenn dich die geballten Informationen zum Zyklustracking und Journaling gerade erschlagen haben, kannst du jetzt aufatmen. Ich weiß eine Lösung für dich, die du als Einstieg sogar im stressigsten Alltag unterbringst. Es ist die Ein-Wort-Methode, die ich von der Gynäkologin Maisie Hill aus ihrem fantastischen Buch *Period Power* kenne. Und so geht's: Schreib am Abend nur ein einziges Wort auf, das wiedergibt, wie du dich heute gefühlt und was du an deinem Zyklus beobachtet hast. Das ist einfach, oder? Wenn dir selbst dafür die Zeit fehlt, hast du ein größeres Problem als PMS. Ein Wort kann sehr aufschlussreich sein: gut, super, traurig, grüblerisch, inspiriert, erfrischt, geil, kreativ, sexy, müde, zufrieden, sportlich. Es müssen keine Adjektive sein, es können auch Substantive sein: Schmerzen, Erfolg, Misserfolg, Freude, Leid, Niedergeschlagenheit, Chaos oder etwas ganz anderes. Nach einiger Zeit wirst du das Bedürfnis haben, mehr zu schreiben. Dein Blatt wird sich quasi automatisch füllen, und deine Routine, das Schwierigste am Journaling, hat sich bereits etabliert.

Was dir gut tut

» Für die Ein-Wort-Methode kannst du zum Beispiel deinen normalen Terminkalender verwenden. Wahrscheinlich schaust du sowieso jeden Tag mehrfach hinein. «

Vielen Menschen hilft es zudem, ihre Zyklustage farbig zu kodieren. Durch Visualisierungen erfasst das Gehirn schneller, wo du dich im Zyklus befindest, und das erleichtert dir die Interpretation deiner Aufzeichnungen. Ich verwende ein strahlendes Gelb für die Follikelphase, ein sattes Orange zum Eisprung, ein samtiges Lila für die Lutealphase und ein tiefes Blau für die Menstruation. Andere wählen für die Menstruationsphase lieber Rot, in Anlehnung an die Farbe des Blutes. Wenn ich mir beim Übergang von einer Zyklusphase zur anderen unsicher bin, welche Farbe dran ist, kommen einfach beide auf das Blatt. Die Farbkodierung kann in jede Methode integriert werden. Auch in dem von mir entwickelten Zyklustagebuch kannst du das Vier-Farben-Tracking für noch mehr Übersicht frei einbauen.

Wusstest du schon?

Zusammen mit der Designerin Katharina Schluck habe ich mit viel Liebe ein Zyklustagebuch für dich gestaltet. Es begleitet dich mit Raum für geführte Notizen, Fragen zur Selbstwahrnehmung und Alltagstipps durch deine vier Jahreszeiten.

Apps

Es gibt diverse Apps, mit denen du deinen Zyklus tracken kannst. Früher habe ich meine Beobachtungen handschriftlich notiert. Ohne starre Vorgaben ins Zyklus-Journaling einzusteigen, hat sich für mich natürlicher angefühlt. Beim kreativen Schreiben auf Papier habe ich mein Zyklusbewusstsein entwickelt. Nach einiger Zeit bin ich auf eine App umgestiegen, weil es einfach praktischer war: Die App hat zudem meine Basaltemperatur per Bluetooth auf mein Handy übertragen und mir so alle Daten zum

Zyklus digital aufbereitet. Dort werden deine Daten allerdings für Analysezwecke verwendet – was gut und schlecht sein kann. Der Datensicherheit zuliebe habe ich vor Kurzem die App gewechselt und nutze nun Drip, ein Open-Source-Projekt des Heart of Code e.V. Drip ist nicht kommerziell, genderneutral und sämtliche Daten werden nur auf deinem Handy gespeichert. Wer eine Digitalallergie hat oder einfach gern mit einem Stift auf Papier schreibt, darf natürlich analog bleiben. Wenn ich ein besonderes Problem habe, greife ich auch weiterhin auf Stift und Papier zurück. Allein die Tatsache, dass ich die Beschwerden in einem ruhigen Moment konzentriert auf ein Blatt schreibe, lässt mich genauer hinsehen und ins Spüren gehen. Auch in Phasen, in denen ich mit der natürlichen Familienplanung verhüte (nach der zertifizierten Sensiplan®-Methode, die derzeit bei korrekter Anwendung erwiesenermaßen eine ähnlich hohe Verhütungssicherheit wie die Pille erreicht), bleibe ich gemäß Anleitung analog.

Was dir gut tut

» Egal, welche Art der Zyklusbeobachtung du wählst: Keine soll dich länger als 3 bis 5 Minuten am Tag aufhalten. Die Antworten dürfen aus deinem Bauch heraus aufs Blatt oder in die App. Manchmal reichen sogar wenige Sekunden. «

Schmerzmittel, Pille & Co.

In manchen Fällen ist zumindest zeitweise eine Therapie mit Schmerzmitteln, der Pille und/oder einem Antidepressivum sinnvoll. Lass dich bitte ärztlich dazu beraten, ob es bei dir auch so ist. Ich bin dankbar, dass uns heutzutage so viele tolle Medikamente zur Verfügung stehen. Gute Medizin fängt meiner Meinung nach zwar nicht bei Medikamenten an. Richtig eingesetzt, idealerweise in Kombination mit einer ganzheitlichen Behandlung, können diese jedoch viel Leid nehmen und sogar Leben retten. Um das herauszufinden und Menschen in ihrer individuellen Situation bewusst zu helfen, bin ich Ärztin geworden.

Schmerzmittel

Schmerzmittel, ihr seid meine Retter in der größten Not! Danke, dass es euch gibt. Ohne euch wäre ich im schlimmsten Krampf gefühlt in zwei Hälften zerbrochen. Medikamente wie Ibuprofen oder Paracetamol lindern Schmerzen, das ist evidenzbasiert und erprobt. Ibuprofen wirkt dabei zusätzlich entzündungshemmend und kann sogar die Blutungsstärke der Menstruation verringern. Gegen Krämpfe ist Butylscopolaminiumbromid eine gute Wahl, das gibt es auch in Kombination mit Paracetamol als Tablette oder Zäpfchen. Dimenhydrinat ist ein Antihistaminikum, das gut gegen Übelkeit hilft. Die genannten Wirkstoffe sind unter gängigen Handelsnamen in der Apotheke frei verkäuflich.

Wenn du Schmerzmittel einnimmst, ist es wichtig, die Höchstdosis zu beachten. Angaben dazu findest du auf dem Beipackzettel. Solltest du immer am Maximum fahren, ist das ein klares Signal, mit gynäkologischer Unterstützung nach den Ursachen zu suchen und dich nach Alternativen umzusehen. Prinzipiell können auch verschreibungspflichtige Schmerzmittel wie Metamizol verordnet werden. Bedenke dabei unbedingt, dass die Medikamente zwar deine Beschwerden betäuben, aber nicht die Lösung deines Problems sein werden. Zudem können mögliche Nebenwirkungen zu neuen Beschwerden führen. Daher lass dir gerne von Schmerzmitteln helfen, wenn du in Not bist, solange du deinen eigentlichen Weg nicht aus den Augen verlierst.

Die Pille

Seit inzwischen über einem halben Jahrhundert gilt die Pille als Allheilmittel bei Zyklusbeschwerden. Ist ja auch irgendwie logisch, schließlich sind die Hormone an allem schuld. Mit der Pille schaltest du deinen natürlichen Hormonzyklus aus. Dann machen dir deine Hormone das Leben nicht mehr schwer. Du kannst beruflich durchstarten – wie ein »echter Kerl« – und verhütest gleichzeitig zu 100 % sicher. Wenn das Leben nur so einfach wäre ... Du merkst schon, ich habe dazu eine andere Meinung. Zunächst einmal bist du von Natur aus in deiner fruchtbaren Lebensphase nicht für hormonelle Monotonie geschaffen. Du hast bereits in Kapitel 1 erfahren, wie sich dein Zyklus positiv auf deine Gesundheit auswirkt. Warum also solltest du ihn ausschalten? Eigentlich doch nur aus zwei Gründen: Entweder möchtest du die Pille oder andere hormonelle Verhütungsmethoden anwenden, weil sie in ihrem Nutzen-Risiko-Profil am besten zu dir passen. Oder aber du hast wegen deines Zyklus so starke Zyklusbeschwerden oder andere gesundheitliche Probleme, dass die Pille temporär oder längerfristig die für dich sinnvollste Therapie ist. Das kann beim PMS oder PMDS der Fall sein. In beiden Fällen ist es ein aufgeklärter, bewusster Entschluss unter Berücksichtigung aller Vor- und Nachteile, die die Pilleneinnahme mit sich bringt. Nimm die Pille bitte nicht als Vorwand, um deine Lebensweise schleifen zu lassen oder weil alle das so machen. Das geht nach hinten los. Dein Körper wird andere Wege finden, dir deine Grenzen zu zeigen.

In erster Linie ist die Pille ein Verhütungsmittel, das in der westlichen Welt etwa die Hälfte aller Menstruierenden verwendet. Seit den Sechzigerjahren ist sie mit Blick auf den Fortschritt der Emanzipation kaum wegzudenken. Menschen mit Zyklus konnten plötzlich sicher und selbstbestimmt verhüten. Dafür kann ich die Pille gar nicht genug feiern. Die kritische Stimme in mir fragt sich allerdings, ob eine umfassende Aufklärung über den Zyklus nicht eine hormonfreie Alternative sein könnte. Damals war womöglich die Zeit noch nicht reif dafür, und es hätte sehr lange gedauert, bis dieser Ansatz Früchte getragen hätte. Heute, 60 Jahre später, ist die Zeit definitiv überreif.

Bei der Pille unterscheidet man die Mikropille, die sich zumeist aus dem künstlichen Östrogen Ethinylestradiol und einem Gestagen zusammensetzt, von der Minipille, die nur Gestagen enthält. Bioidentische Hormone kommen bislang selten zum Einsatz. Das meistverschriebene Verhütungsmittel ist die Mikropille. Bis zur Vollendung des 21. Lebensjahres werden die Kosten sogar von der Krankenkasse übernommen. Eine US-amerikanische Umfrage aus dem Jahr 2011 hat ergeben, dass über 50 % der Befragten ihre Pille wegen der positiven Zusatzeffekte gewählt haben. Sie möchten gleich mehrere Vorteile erlangen: verhüten und weniger bluten, ein besseres Hautbild haben und weiteren Zyklusbeschwerden entgegenwirken. Circa 9 % der Befragten nahmen sie allein wegen der Zusatzeffekte ein, ohne sexuell aktiv zu sein.

Gerade wenn man einen hohen Leidensdruck hat, sehnt man sich nach einer schnellen und einfachen Lösung. Dabei ist dies selten von nachhaltigem Erfolg gekrönt. Mein Hauptkritikpunkt daran ist, dass die Pille durch das Lahmlegen des Zyklus die Symptome nur auf Zeit außer Kraft setzt. Richtig gehört: Wer die Pille einnimmt, hat keinen Zyklus und auch keine echte Menstruation. Die Blutung ist eine künstliche Hormonabbruchblutung, die nichts mit der natürlichen Menstruation zu tun hat und auch kein sicheres Zeichen dafür ist, nicht schwanger zu sein. Dein »Pillenzyklus« kann dich also in falscher Sicherheit wiegen und dazu verleiten, nicht selbst etwas für dich zu tun. Setzt du die Pille wieder ab, werden deine Beschwerden höchstwahrscheinlich mit voller Wucht zurückkehren, sofern sich an deiner Ausgangssituation nichts geändert hat. Schaust du dir zudem den Beipackzettel der Pille genauer an, wirst du bemerken, dass alle Symptome des PMS auch als Nebenwirkungen der künstlichen Hormone auftreten können. Es ist also reine Abwägungssache, was dir in deiner Situation am besten hilft. Bei der Entscheidungsfindung können dich Gynäkolog*innen oder andere Expert*innen unterstützen.

Wusstest du schon?

In den USA ist seit 2006 eine Mikropille mit dem Gestagen Drosperinon zur Therapie der PMDS zugelassen. In Deutschland ist der Einsatz hormoneller Präparate ein off-label-use.

Hormonelle Verhütungsmittel gegen PMS sollten den Eisprung sicher unterdrücken. Um hormonelle Schwankungen zu vermeiden, macht die Anwendung im Langzyklus, also ohne Pause, Sinn. In den Sechzigerjahren wurde eine Pillenpause eingeführt, um den natürlichen Zyklus mit einer Blutung nachzuahmen und so die Akzeptanz unter den Anwender*innen zu erhöhen. Seit Neuestem diskutieren Expert*innen darüber, ob unter der Pilleneinnahme eine regelmäßige Abbruchblutung unter medizinischen Aspekten überhaupt nötig ist. Meiner Ansicht nach nicht. Als der Durchschnittsmensch noch mehr als zwei Kinder zur Welt brachte oder seine Grundbedürfnisse nicht immer decken konnte, waren Menstruationen deutlich seltener als heute. Welche Normalität soll also nachgeahmt werden? Die Einnahme im Langzyklus hat weniger Nebenwirkungen und erhöht die Verhütungssicherheit.

Es gibt sogar Kritiker*innen, die die Sinnhaftigkeit des natürlichen Zyklus außerhalb der Kinderwunschzeit komplett in Frage stellen. Gruselig. Ohne jemandem zu nahe treten zu wollen, vermute ich, dass hinter dieser Hypothese Menschen ohne Zyklus mit der Mentalität patriarchal sozialisierter alter, weißer Cis-Männer stecken. *Sorry, not sorry.* Wie du bereits weißt, übernehmen deine Sexualhormone viele wichtige Aufgaben in deinem Körper und für deine Psyche. Es wäre reiner Irrsinn, sie regulär abzuschalten und ist meinem Empfinden nach ein grenzüberschreitender Eingriff in die kollektive Gesundheit und in die weibliche Identität. Abgesehen davon haben hormonelle Verhütungsmittel Nebenwirkungen, die weder aufgebauscht noch unter den Teppich gekehrt werden sollten.

Vor allem drei Fragen treiben meine Klient*innen am meisten um, wenn sie überlegen, ob sie die Pille nehmen möchten.

1. **Muss ich Angst haben, durch die Pille eine Thrombose zu bekommen?** Statistisch gesehen steigt das Risiko, eine Thrombose oder Embolie zu erleiden, unter Einnahme der Mikropille von 2 auf bis zu 12 pro 10.000 Fälle pro Jahr, je

nach Zusammensetzung der Pille. Zudem werden vor allem im ersten Jahr der Pilleneinnahme Thrombosen und Embolien beobachtet. Deshalb sollte man die Pille nicht nach Lust und Laune an- und absetzen. Ab 35 Jahren und mit gerinnungssteigernden Risikofaktoren, wie etwa Gerinnungsstörungen, Übergewicht, Rauchen, eine bereits erlittene Thrombose oder Thrombose in der Familie, solltest du lieber ohne Östrogen verhüten, idealerweise sogar ganz hormonfrei.

2. **Habe ich mit der Pille noch Lust auf Sex?** Die aktuelle Studienlage besagt, dass sowohl eine Senkung als auch Steigerung der Libido möglich ist. Hier ein Beispiel aus der Praxis: Wenn du regelrecht Panik hast, schwanger zu werden, brauchst du ein Verhütungsmittel, dem du zu 100 % vertraust, um ausgelassen Sex haben zu können. Die Pille genießt aus drei Gründen einen großen Vertrauensvorschuss: der hohe Pearl-Index, eine vermeintlich geringe Eigenverantwortlichkeit (abgesehen von der täglichen Einnahme) und ein geniales Marketing. Allerdings fehlen dir unter der Pille deine natürlichen Geilmacher zur Follikelphase und Ovulation, wie das feuchte, ölige Gefühl von Vulva und Vagina dank einer vermehrten Durchblutung und des flüssigen Zervixschleims. Auch die psychische Antriebs- und Luststeigerung bedingt durch den mitzyklischen Östrogen- und Testosteron-Kick entgehen dir. Mit der Pille bleibt dein Sexualhormonspiegel konstant. Die niedrige Östrogendosis kann vaginale Trockenheit, Gestagen und weniger Testosteron können Lustlosigkeit begünstigen. Zum Glück ist die Libido nicht rein hormongesteuert, sondern wird auch von der Qualität der Paarbeziehung, dem Vorspiel, dem Kennen deiner eigenen Bedürfnisse und vielem mehr geprägt.
3. **Macht mich die Pille depressiv?** Die Studienlage zur Psyche ist ähnlich uneindeutig wie bei der Libido. Nicht losgelassen haben mich zwei große dänische Studien aus den Jahren 2016 und 2018, die unter der Pilleneinnahme eine erhöhte Rate an Depressionen und Suiziden bei Jugendlichen

zwischen 15 und 19 Jahren sahen. Obwohl Kritiker*innen diesen Studien methodische Fehler vorwerfen, gibt es seither eine Warnung des Bundesinstituts für Arzneimittel und Medizinprodukte (BfArM), bei der Verschreibung der Pille auf die psychische Konstitution der Patient*innen zu achten. Gerade wenn Stimmungsschwankungen und depressive Episoden vorliegen, ist es sehr wichtig zu differenzieren, ob diese zyklisch bedingt sind oder unabhängig davon bestehen, damit die Pille die Situation nicht verschlechtert.

Meine Geschichte

Wie gefühlt alle Menstruierenden meiner Generation habe ich die Pille seit meinem 15. Lebensjahr fast 10 Jahre lang genommen. Einfach so. Ich war nicht umfassend aufgeklärt, hatte nicht überdurchschnittlich viele Pubertätspickel, klagte über Zyklusbeschwerden und wollte meine ersten sexuellen Erfahrungen machen. Die Pille wurde mir als einzige vernünftige Lösung angeboten. Ich habe die Notwendigkeit ihrer Einnahme bis Mitte zwanzig nicht hinterfragt. Damit habe ich mich selbst um die Möglichkeit gebracht, meinen Körper im Zyklus in der Phase meiner sexuellen Entwicklung kennenzulernen. Das betrauere ich heute. Wäre ich nicht mit Mitte zwanzig längere Zeit Single gewesen und hätte in Zweifel gezogen, die Pille auch ohne regelmäßige Sexualkontakte zu nehmen, hätte ich sie womöglich durchgenommen, bis der Kinderwunsch sich bemerkbar machte. Erst im Nachhinein habe ich festgestellt, wie sehr mich die Pille beeinflusst hat: Nach dem Absetzen hat sich mein Lustempfinden intensiviert, und die Stimmungsschwankungen waren nicht mehr so ausgeprägt.

Die Zeit nach dem Absetzen, in der ich eine kleine Renaissance der Pubertät erlebt habe, hätte mich massiv unter Druck gesetzt, wenn ich zu dem Zeitpunkt bereits einen Kinderwunsch verspürt hätte. Diese Situation erlebe ich bei vielen meiner Klient*innen. So aber konnte ich mir spielerisch den Raum nehmen, mit meinem Zyklus in Kontakt zu treten und unsere Verbindung zu stärken. Daher setze ich mich heute so vehement dafür ein, hormonelle Verhütungsmittel bewusst anzuwenden und in regelmäßigen Abständen zu überprüfen, ob ihr Einsatz sinnvoll ist. Für mich ist die Pille heute keine Option mehr. Ich habe einen anderen Weg gefunden, ohne sie zu verhüten und meinen Zyklus zu genießen.

Heute möchten immer mehr junge Menschen die Pille nicht nehmen. Unter den 19-Jährigen sank die Zahl der Anwender*innen von 72 % im Jahr 2015 auf 53 % im Jahr 2022. Mir ist bewusst, dass hormonfreie Verhütung weder ein gangbarer Weg für alle Menschen ist noch sein muss, vor allem nicht in jeder Lebensphase. Bei PMS und PMDS kann die Einnahme der Pille sehr sinnvoll sein. Entscheidest du dich dafür, gib deinem Körper möglichst 3 Monate Zeit, sich an die neue Hormonsituation zu gewöhnen. Ändert sich nichts an den Beschwerden, sollte ein anderes Präparat ausprobiert werden. Dein*e Gynäkolog*in findet mit dir zusammen heraus, welche Wirkstoffkombination zu dir passt.

Die Hormonspirale unterdrückt den Eisprung nicht sicher und ist daher nicht zur Therapie geeignet. Das Verhütungspflaster, der Ring oder das Hormonimplantat könnten prinzipiell auch angewendet werden, sowie Minipillen, die den Eisprung unterdrücken. Hormone (und auch Antidepressiva, aber hierzu gleich mehr) sind für manche Betroffene eine essentielle Therapiesäule. Möchtest du jedoch keine Hormone einnehmen oder überlegst, sie abzusetzen, ist das genauso okay. Wie du dich auch entscheidest, tu es bewusst und aufgeklärt. Das Wichtigste ist, dass du dich in deinem Körper wohlfühlst – mit Pille oder hormonfrei.

Melatonin

In Apotheken, Drogeriemärkten und Medien wird Melatonin als natürliche Einschlafhilfe angepriesen. Melatonin ist ein körpereigenes Hormon, das uns müde macht. In der Dämmerung gibt es das Signal, bald schlafen zu gehen. Da könnte es doch durchaus sinnvoll sein, diesen natürlichen Prozess mit der Einnahme von künstlichem Melatonin zu unterstützen, oder? Die im Handel erhältlichen Produkte enthalten 1 mg Melatonin als Tablette, Spray oder Lösung. Nebenwirkungen sind kaum bekannt. Ihre Wirkung ist allerdings fraglich. Denn ein Großteil des Wirkstoffs der frei verkäuflichen Präparate wird in der Leber abgebaut, bevor er überhaupt wirken kann. Mit nachlassender Leberfunktion im Alter scheint der Einsatz von Melatonin etwas günstiger. Allerdings hast du dann auch kein PMS mehr. Die verschreibungspflichtigen Präparate enthalten 2 mg Melatonin als Retard-Form, um einen länger anhaltenden Wirkspiegel herzustellen.

Laut Stiftung Warentest kann durch die Einnahme von Melatonin die Einschlafzeit um wenige bis maximal 20 Minuten verkürzt werden. Ob dir das wirklich die entscheidende Verbesserung deines Schlafes bringt, sei dahingestellt. Die *Leitlinie der Deutschen Gesellschaft für Schlafforschung und Schlafmedizin* empfiehlt keine generelle Einnahme von Melatonin. Wer Melatonin ausprobieren möchte, sollte zu möglichen Wechselwirkungen mit anderen Medikamenten, wie zum Beispiel Antidepressiva, und Kontraindikationen bei Vorerkrankungen, wie etwa Bluthochdruck, Autoimmunerkrankungen oder Nieren- und Leberfunktionsstörungen, ärztlichen Rat einholen.

Antidepressiva

Bei starken Stimmungsschwankungen können Antidepressiva für Stabilisierung sorgen. Die Wirkstoffgruppe der »Selektiven Serotonin-Reuptake-Inhibitoren (Wiederaufnahmehemmer)«, kurz SSRI, ist bei der Behandlung von PMDS am meisten erforscht. Gezielt bei PMDS wurden sie erstmals im Jahr 2000 in den USA eingesetzt. Belegt ist die Wirkung von Sertralin, Fluoxetin, Escitalopram, Citalopram, Paroxetin und Venlaflaxin. Im Vergleich mit anderen Antidepressiva sind sie eher nebenwirkungsarm und machen nicht abhängig. Sie sorgen in den Nervenzellen des Gehirns für eine verzögerte Wiederaufnahme des Serotonins, das somit länger wirken kann. In Studien konnte ihr stimmungsstabilisierender Effekt bei Depressionen, Angst- und Zwangsstörungen sowie bei Aggressivität nachgewiesen werden, wobei die Wirkstärke inzwischen in Frage gestellt wird.

Für den Behandlungserfolg sehr wichtige Zusatzfaktoren sind die begleitende Psychotherapie, sozialer Rückhalt im Berufs- und Privatleben sowie die Akzeptanz der Patient*innen. Beim PMDS sind drei Einnahmeschemata möglich: die tägliche Einnahme, eine Einnahme ausschließlich in der zweiten Zyklushälfte sowie eine zweiphasige Einnahme mit einer höheren Dosis in der zweiten Zyklushälfte. Eine Wirkung kann schon nach wenigen Tagen eintreten, deutlich schneller als bei einer Depression. SSRI können zum Beispiel Psychiater*innen, aber auch Hausärzt*innen und Gynäkolog*innen verschreiben.

Wenn die Dämonen zu groß werden und du die Hälfte deines Zyklusmonats durch ein dunkles Tal wanderst, können dir Antidepressiva idealerweise mit einer begleitenden Psychotherapie heraushelfen. Selbst wenn depressive Episoden »nur« zyklisch auftreten, sollte man sie nicht kleinreden. Lass dir helfen. Manche Betroffene hegen in ihren düstersten Momenten sogar Suizidgedanken. Wenn es bei dir auch so ist, such umgehend professionelle ärztliche oder psychotherapeutische Unterstützung. Warte nicht bis zum nächsten Kontrolltermin in der Praxis.

Was dir gut tut

» Sich Hilfe zu holen zeugt von Stärke und Selbstfürsorge. Du musst nicht alles allein schaffen. Therapeut*innen können gemeinsam mit dir Türen zu unerwarteten Erkenntnissen öffnen. «

Psychotherapie

Psychotherapie, auch einfach als Selbsterfahrung, kann meiner Meinung nach im Leben eines jedes Menschen für entscheidende Veränderungen sorgen. Ich kenne kaum ein gesundheitliches Problem, das nicht wenigstens zu einem Teil in der Psyche wurzelt. So wie manche Menschen regelmäßig zur Überprüfung ihrer körperlichen Gesundheit eine hausärztliche Praxis aufsuchen, so fände ich eine Konsultation zur Psychohygiene einmal im Quartal nicht minder sinnvoll. Sozusagen ein regelmäßiger *Mental Health Check-up* als Ausdruck der Selbstfürsorge. Leider ist allein das Wort Psychotherapie für viele Menschen schon sehr schambesetzt. Sie wollen sich keinen Psychostempel aufdrücken lassen. Es könnte ja jemand denken, sie seien verrückt. Ich hingegen glaube, dass man nur dann verrückt wird, wenn man im Stillen leidet und nicht über die vergangenen und zukünftigen Herausforderungen seines Lebens nachdenkt.

Die Ablehnung von Aspekten der eigenen Weiblichkeit führt erfahrungsgemäß häufig zu körperlichen Beschwerden. Auch können sich beispielsweise Erfahrungen aus der Kindheit, wie etwa ein tabuisierter Umgang mit Sexualität, ein hoher Leistungsdruck, Partnerschaftskonflikte oder ein negatives Körperbild mit niedrigem Selbstwertgefühl als Schmerzen beim Sex äußern, bis hin zu einem Vaginismus, einer unwillkürlichen Verkrampfung der Beckenbodenmuskulatur. Negative Glaubenssätze können dich in diesem Bereich auf der Stelle treten lassen, dir sogar Leid zufügen. Bekannte Verhaltensmuster, die dir früher einmal dienlich waren, hindern dich heute vielleicht an deiner Weiterentwicklung. Professionelle Ansprechpartner*innen erkunden mit dir behutsam deine Psyche. Liegt keine Erkrankung vor, können auch Life Coaches gute Sparringspartner*innen sein. Ich würde mir wünschen, dass allen Menstruierenden eine begleitende Psychotherapie zumindest beim PMDS standardmäßig angeboten würde.

In Deutschland werden vier Therapieformen von der Krankenkasse anerkannt und im entsprechenden Rahmen bezahlt: die Psychoanalyse, die tiefenpsychologisch fundierte Psychotherapie, die Verhaltenstherapie und die systemische Therapie, wobei die moderne Psychologie keine strikte Trennung der Verfahren mehr vertritt. Psycholog*innen beraten dich in Orientierungsgesprächen, welche Therapieform am besten zu dir passt.

Ich kann dir nur wärmstens ans Herz legen, alle Hebel für mehr Selbstakzeptanz und körperliche Gesundheit in Bewegung zu setzen. Meine Maxime ist: *Happy mind, happy life.* Lass dich nicht von dem beeinflussen, was andere sagen oder denken könnten. Such dir professionelle Hilfe, wenn du vermutest, dass sie dir helfen könnte. Die Kosten für therapeutische Leistungen werden bei entsprechender Diagnose von deiner Krankenkasse übernommen. Wenn du einen Eintrag in deine Versicherungsakte vermeiden möchtest, kannst du sie als Selbstzahlerleistung in Anspruch nehmen. Mittlerweile findest du auch online kompetente, psychologische Beratung, die du unkompliziert und ohne lange Wartezeit sicher und anonym buchen kannst.

Wusstest du schon?
Bei der Suche nach einer/einem Psychotherapeut*in kann dich deine Krankenkasse unterstützen. Du kannst dich auch auf der Website des Psychotherapie-Informationsdienstes umsehen. Dort gibt es eine Suchfunktion, mit deren Hilfe du Therapeut*innen in deiner Nähe finden kannst (www.psychotherapiesuche.de).

Natürlich heilen mit Naturheilmitteln

Pflanzen können Zauberkräfte haben. Das wusste schon Miraculix, der Druide aus *Asterix und Obelix*. Arzneimittel, deren Wirksamkeit auf pflanzlichen Inhaltsstoffen beruht, werden Phytotherapeutika oder Phytopharmaka genannt. Sie werden seit Menschengedenken in allen Kulturen eingesetzt und gewinnen heute wieder zunehmend an Beliebtheit und Akzeptanz – unter Ärzt*innen und Anwender*innen gleichermaßen.

In Deutschland kannst du die meisten Naturheilmittel rezeptfrei in Apotheken, Drogerien, Bioläden oder online kaufen. Hierzulande unterliegt die Phytotherapie als besondere Therapierichtung im Arzneimittelgesetz nicht denselben strengen Anforderungen wie klassische Medikamente der Pharmaindustrie. Wegen der fehlenden Standardisierung der frei verkäuflichen Präparate lassen die verfügbaren Studien allerdings einen großen Interpretationsspielraum bezüglich ihrer Wirkstärke zu. Oft dauert es mehrere Monate, bis du einen Effekt merkst. Die Natur lehrt uns Geduld. Ich sehe in der Gesundheitsprävention ein großes Potenzial für Naturheilmittel, vor allem bei leichten bis mittelschweren Beschwerden, und zwar bevor eine medizinische Behandlung nötig ist oder als begleitende Therapie. Ich beobachte bei Menschen, die Naturheilmittel für sich entdecken, dass sie in gewisser Weise zuversichtlicher und geerdeter durch ihr PMS gehen. Wenn man sie nach dem Grund fragt, sagen sie, dass sie sich mit der Natur verbunden fühlen. Sie erfahren Selbstwirksamkeit.

Fälschlicherweise wird die Phytotherapie häufig in einen Topf mit der Homöopathie geworfen. Im Gegensatz zur Phytotherapie, die sich prinzipiell an naturwissenschaftlichen Regeln orientiert, geht die Homöopathie davon aus, dass ein Wirkstoff umso stärker ist, je mehr er verdünnt wurde. Beim Prozess der Herstellung von Globuli spielen außerdem bestimmte Schütteltechniken eine Rolle, die dem Wasser ein Gedächtnis für den Wirkstoff verleihen sollen. Die Homöopathie begründet die Wahl der Arznei nicht nur im Beschwerdebild, sondern orientiert sich auch am Temperament der zu therapierenden Person. Ziel ist es, das Individuum in Balance zu bringen und die Selbstheilungskräfte zu aktivieren. Die Studienlage zur Homöopathie ist widersprüchlich. Von wissenschaftlicher Seite wird ihr ein phänomenaler Placebo-Effekt zugesprochen. Anwender*innen schwören auf ihre positiven Erfahrungen. Da ich persönlich auf Logik setze, glaube ich nicht an ihre Wirkung und wende sie daher nicht an.

Im Folgenden findest du eine kleine Auswahl von Naturheilmitteln, deren Wirkung entweder wissenschaftlich bewiesen ist oder bei denen es vielversprechende Hinweise auf eine Wirkung gibt. Bevor du dich allerdings selbst auf Erkundungstour begibst, hol dir professionellen Rat, denn Phytotherapeutika können Nebenwirkungen haben. Auch kann es zu Wechselwirkungen mit Medikamenten kommen. Dein*e Gynäkolog*in kennt sich damit nicht aus? Das wäre nicht weiter verwunderlich, denn die Naturheilkunde ist ein Fach für sich und hat eigene Expert*innen. Wichtig für den Behandlungserfolg ist, dass alle Therapeut*innen miteinander kommunizieren.

Mönchspfeffer *(Vitex agnus castus)*

Der Mönchspfeffer gehört wie Basilikum, Lavendel und Salbei zur Familie der Lippenblütler. Er wächst in wasserreichen Regionen im Mittelmeerraum sowie in Westasien und wirkt mit seinen fliederähnlichen Blüten fast unscheinbar. Dabei ist er das prominenteste Naturheilmittel in der Gynäkologie. Seine rotschwarzen Früchte werden zur Gewinnung eines Trockenextrakts genutzt, der in Kapseln, Tinkturen und weiteren Darreichungsformen verarbeitet wird. Mediziner*innen setzen ihn regelhaft bei Zyklusbeschwerden, Zyklusunregelmäßigkeiten, PM(D)S, PCOS, Unfruchtbarkeit, Wechseljahrsbeschwerden und psychischen Befindlichkeitsstörungen ein.

Wissenschaftlich klar belegt ist seine Wirkung bei Brustspannen, Ödemen, innerer Anspannung, Reizbarkeit, innerer Unruhe, Kopfschmerzen und Niedergeschlagenheit. Der pflanzliche Wirkstoff setzt im Gehirn am Dopaminrezeptor an und senkt dadurch den Prolaktinspiegel. Die Progesteronbildung wird angeregt, was einer Östrogendominanz oder Gelbkörperschwä-

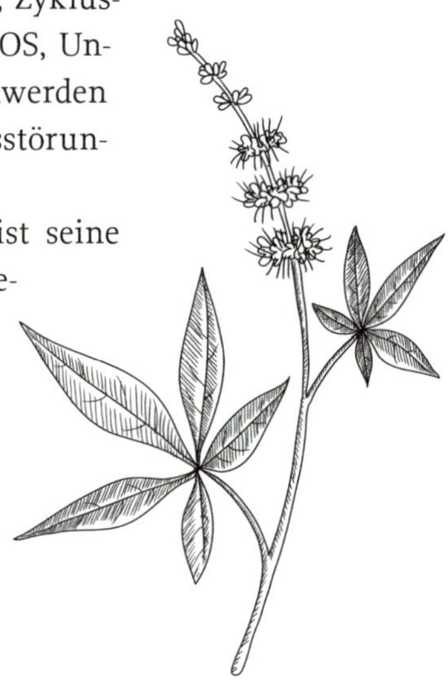
Mönchspfeffer

che, also einem echten Hormonungleichgewicht entgegenwirkt. Über eine Wirkung an Opioidrezeptoren soll er Schmerzen lindern und über den Melatoninspiegel Einfluss auf deinen zirkadianen Rhythmus haben. Mönchspfeffer ist ein Allrounder, sofern du ihm ein wenig Zeit gibst. Erst nach 2 bis 3 Monaten regelmäßiger Einnahme ist ein Effekt zu erwarten.

Die empfohlene Tagesdosis beim PMS liegt bei 30 bis 40 mg. Mönchspfeffer ist nicht geeignet in der Pubertät und in der Schwangerschaft, bei bestimmten Erkrankungen, wie Brustkrebs oder einem Tumor der Hirnanhangsdrüse oder wenn du Neuroleptika einnimmst.

Wusstest du schon?

Seinen Namen bekam der Mönchspfeffer, weil er im Mittelalter in Klöstern hochdosiert als Würzmittel serviert wurde, um die Libido der Mönche zu senken. In geringen Dosen soll er allerdings genau die gegenteilige Wirkung haben.

Johanniskraut *(Hypericum perforatum)*

Johanniskraut ist eine einheimische Pflanze, die bereits im Mittelalter bei Teufelsaustreibungen eingesetzt wurde. Zur Sommersonnenwende öffnet sie ihre gelben Blüten, die das Strahlen der Sonne einfangen, um es im Winter an die Menschen abzugeben. Sie gehört zu den meistuntersuchten Heilpflanzen überhaupt und wirkt sich positiv auf den Serotoninhaushalt aus.

Johanniskraut wird bei innerer Unruhe, depressiven Verstimmungen und sogar leichten bis mittelschweren Depressionen angewandt. Zudem soll es entzündungshemmend, krampflösend, schmerzstillend, harntreibend und antibakteriell wirken. Bei regelmäßiger Einnahme von 600 bis 900 mg Pflanzenextrakt pro Tag ist bereits nach 1 bis 3 Wochen eine Wirkung zu erwarten. Johanniskraut ist als Tablette, Kapsel, Tee oder Tinktur erhältlich. Für mittelschwere Depressionen gibt es sogar rezeptpflichtige Präparate. Aber Achtung, Johanniskraut ist nicht ohne. Es kann die Wirksamkeit der Antibabypille, von Gerinnungshemmern und HIV-Medikamenten verringern und die Wirkung von Antidepressiva vom Typ SSRI verstärken, was zu Verhaltensänderungen, Muskelzuckungen oder Rastlosigkeit führen kann. Daher starte bitte niemals im Alleingang mit der Einnahme.

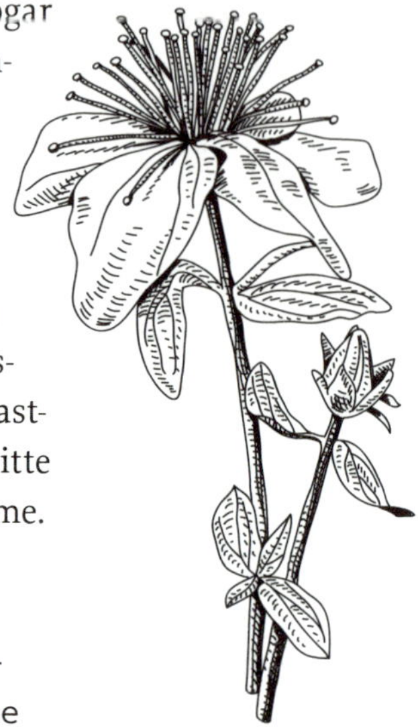

Johanniskraut

Wusstest du schon?
Johanniskraut steigert deine Sonnenempfindlichkeit. Auch bei Höhensonne im Winter oder im Solarium kann es zu Hautausschlägen kommen. Achte deshalb auf Sonnenschutz, wenn du es einnimmst.

Wilde Yamswurzel *(Dioscorea villosa)*

Die Wilde Yamswurzel, auch Wild Yam genannt, ist ein beliebtes Gemüse und traditionelles Naturheilmittel in Südamerika, Afrika und der Karibik. Naturvölker verhüten sogar mit der Wurzel und setzen sie zur Geburtseinleitung ein. Yams enthält nämlich das Phytohormon Diosgenin, das dem Progesteron ähnelt. Ob das Diosgenin im Körper in Progesteron umgebaut wird oder be-

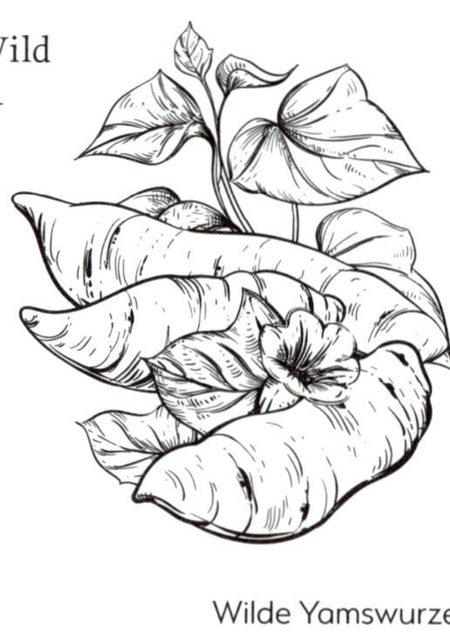

Wilde Yamswurzel

stimmte Wechselwirkungen die verhütende Wirkung erzeugen, ist noch unklar. Definitiv jedenfalls ist die Yamswurzel keine sichere Verhütungsalternative für dich.

Yams soll die Knochen und Gefäße stärken und wirkt harmonisierend bei Östrogendominanz. Beim PMS und bei Wechseljahrsbeschwerden wird es zur Linderung von Schlafstörungen, Stimmungsschwankungen, Gereiztheit, Verdauungsproblemen, Migräne, Krämpfen, Brustspannen, Wassereinlagerungen, Zyklusunregelmäßigkeiten, Akne, Haarausfall und zur Stärkung der Libido eingesetzt. In Deutschland gibt es Yams selten als Knolle zu kaufen. Du kannst sie als Nahrungsergänzungsmittel oder in medizinischer Kosmetik finden. Die Anwendung ist der zweiten Zyklushälfte vorbehalten.

Wusstest du schon?
In den Fünfzigerjahren wurde das Progesteron für die erste Antibabypille aus im Labor weiterverarbeitetem Yams-Diosgenin gewonnen. Das Östrogen kam aus dem Urin von Stuten.

Ashwagandha (*Withania somnifera*)

Ashwagandha, auch als Schlafbeere bekannt, gilt als »ayurvedisches Wundermittel«, das dir Kraft und Gesundheit schenken soll. Der Name kommt aus dem Sanskrit und bedeutet »Geruch des Pferdes«. Die Beeren sehen aus wie Physalis, sind allerdings ungenießbar. Aus der dünnen, alraunenähnlichen Knolle wird das heilsame Pulver gewonnen. Ashwagandha wird in der ayurvedischen Therapie gegen PMS bei Schlafproblemen, Ängsten, Stimmungsschwankungen und zur allgemeinen Re-

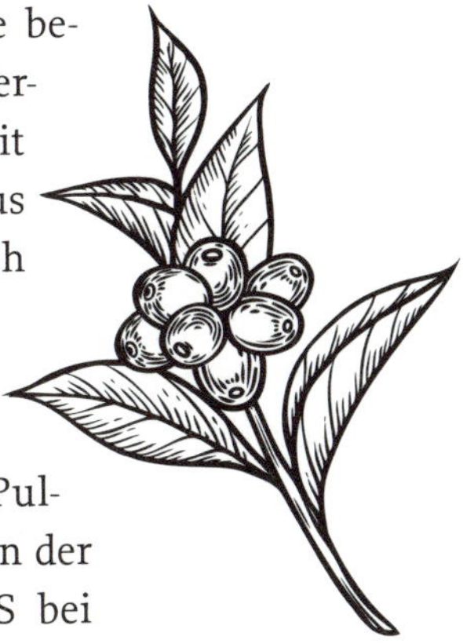

Ashwagandha

gulierung der hormonellen Balance eingesetzt. Anderen Ginseng-Arten werden als traditionell chinesischen Heilpflanzen ähnliche Wirkungen zugeschrieben. Durch Studien belegt ist allein die Förderung der Leistungs- und Konzentrationsfähigkeit sowie die Verbesserung von Schwächezuständen und Erschöpfung durch Ginseng *(Panax ginseng)*. Seine stärkende Wirkung auf die Gedächtnisleistung machte ihn in der Werbung bekannt.

Achte beim Kauf fernöstlicher Heilmittel unbedingt auf eine faire, hochwertige Produktion, die einen hohen Qualitätsstandard gewährleistet. Im Handel wird Ashwagandha als Extrakt, Kapsel oder Nahrungsergänzungspulver angeboten, das du zum Beispiel als Gewürz zu Mahlzeiten oder Fruchtsäften hinzugeben kannst. Ayurveda-Ärzt*innen beraten dich gern.

Wusstest du schon?
Die Verbraucherzentrale warnt vor dem Kauf fernöstlicher Nahrungsergänzungsmittel, wenn die Angabe des Qualitätsstandards fehlt, da bei Kontrollen eine Belastung mit Schwermetallen aufgefallen ist.

Maca *(Lepidium meyenii)*

Maca-Pulver ist das Superfood aus den Anden. Bei den Inka galt es als Aphrodisiakum und Verjüngungsmittel. Es wird aus der Knolle eines peruanischen Kressegewächses gewonnen und gehört wie Senf und Raps zu den Kreuzblütlern. Die Maca-Knolle ist wegen ihres hohen Nährwerts in Peru ein traditionelles Lebensmittel des täglichen Gebrauchs. Sie wird als Gemüse gekocht oder getrocknet zum Backen und in Brei verwendet. Maca-Pulver gibt es in den Far-

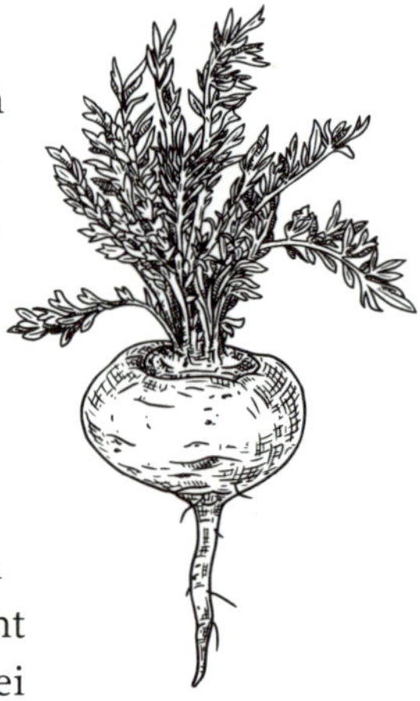

Maca

ben Gelb, Violett, Rot und Schwarz, je nachdem welcher farbgebende sekundäre Pflanzenstoff enthalten ist. In den meisten Nahrungsergänzungsmitteln findest du gelbes Maca, wobei die andersfarbigen Knollen noch etwas geeigneter für die hormonelle Balance sein sollen.

In der Naturheilkunde wird Maca für die Knochengesundheit, bei PMS, in den Wechseljahren, bei Libido- oder Potenzproblemen und unerfülltem Kinderwunsch eingesetzt. Große systematische Untersuchungen fehlen bisher allerdings. Maca zählt zu den Adaptogenen – pflanzliche Wirkstoffe, die deine Resilienz stärken sollen. Im deutschsprachigen Raum findest du Maca als Nahrungsergänzungsmittel in Form von Pulver, Tabletten, Kapseln oder Tinkturen.

Was dir gut tut

» Ich verwende Maca als Superfood gerne im Teig meiner Pfannkuchen oder im Joghurt. «

Passionsblume *(Passiflora incarnata)*

Die Passionsblume kommt aus den (Sub-)Tropen und ist mit der Maracuja verwandt. Ihr Name entstand, als Mönche in der Struktur ihrer eindrucksvollen Blüten Symbole für die Stationen des Leidenswegs Christi entdeckten. Getrocknet soll ihr Kraut gut bei PMS-Beschwerden helfen. Die Wissenschaft vermutet eine Interaktion der pflanzlichen Wirkstoffe mit den GABA-Rezeptoren im Gehirn, worüber sich die beruhigende, Stress senkende, schlaffördernde, angstlösen-

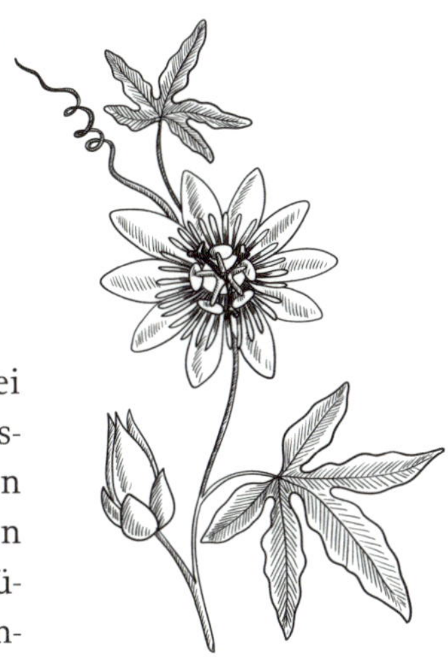

Passionsblume

de und antidepressive Wirkung entfalten soll. Die positive Wirkung bei nervöser Unruhe ist durch Studien belegt. Phytopharmaka aus der Passionsblume sind als Pulver, Kapsel oder Tee im Handel erhältlich. Wie immer bei Tees solltest du unbedingt die angegebene Ziehzeit beachten.

Rosenwurz *(Rhodiola rosea)*

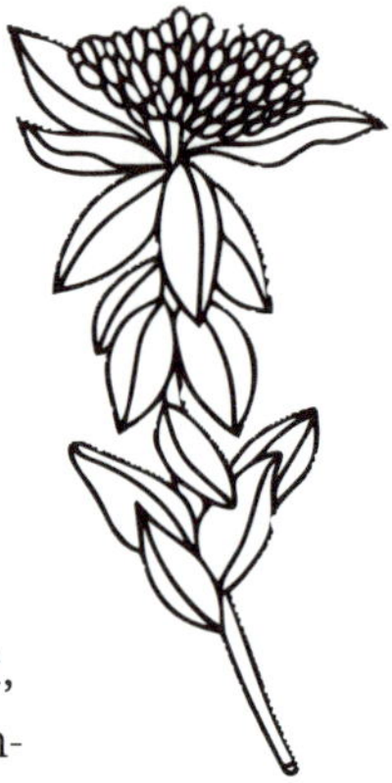

Rosenwurz

Der Rosenwurz ist eine Sukkulente mit wunderschönen gelben Blüten. In Sibirien wird sie die Goldene Wurzel genannt, da ihr Extrakt das Erinnerungsvermögen und die Konzentrationsfähigkeit steigern und dir beim Stressabbau helfen soll. Man vermutet, dass Rosenwurz die Serotonin- und Dopaminspiegel beeinflusst und die Ausschüttung von Stresshormonen vermindert.

In der Naturheilkunde wird die als Adaptogen geltende Heilpflanze bei stressbedingter Erschöpfung, zur Stärkung der physischen und kognitiven Leistungsfähigkeit, bei leichten bis mittelschweren Depressionen und bei Angststörungen eingesetzt. Die Dosierung variiert je nach Einsatzgebiet. Es gibt Studien, die eine positive Wirkung bei Erschöpfung sowie eine verbesserte Stressbewältigung zeigen. Allerdings reicht die Datenlage noch nicht aus, um dies wirklich zu belegen.

Hanf *(Cannabis)*

Hanf ist eine der ältesten Kulturpflanzen der menschlichen Zivilisation. Er wurde wegen seiner gesundheitsfördernden Wirkungen vielfältig eingesetzt, sei es als Omega-3-Fettsäure-Lieferant in der Küche oder zur Schmerzlinderung bei Menstruationskrämpfen. In Deutschland wurde der Cannabis 1929 wegen der psychoaktiven Wirkung von THC als Droge eingestuft und verboten. Damit verschwand Hanf als gesundheitsfördernde Kulturpflanze von der Bildfläche. Die rechtliche Situation änderte sich erst 2017, als die WHO den Pflanzenstoff Cannabidiol, kurz CBD, wieder legalisierte. Seither sind Cannabisprodukte stark im Kommen, auch bei der Behandlung des PMS.

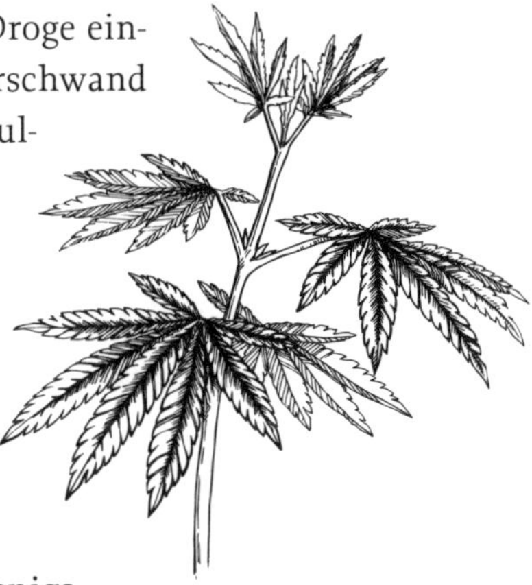

Hanf

Das CBD wirkt über das am wenigsten bekannte biologische System deines Körpers, das Endocannabinoid-System, ein komplexes Informationsnetzwerk. Es soll mit so ziemlich jeder Zelle unseres Körpers kommunizieren, was auch das breite Wirkspektrum von CBD erkläre. Für das PMS am relevantesten wären seine krampflösenden, schmerzlindernden, antientzündlichen und psychisch stabilisierenden Eigenschaften. Außerdem könne es beim Umgang mit Stress helfen, Ängste lösen und deinen Schlaf verbessern. CBD ist gut verträglich und ruft weder einen Rausch hervor noch macht es abhängig. Klingt ziemlich perfekt, oder? Nun der Haken: Studien, die sich mit dem Einsatz von CBD bei PMS befassen, sind mir bisher nicht bekannt. Große Doppelblindstudien sind bei einem nicht patentierbaren Pflanzenstoff und im Zusammenhang mit PMS eher nicht zu erwarten. Die vorliegenden Studien zu Multipler Sklerose, Epilepsie, Parkinson, Depressionen, Burn-out und chronisch entzündlichen Erkrankungen sind allerdings spannend.

International sind neben den frei verkäuflichen Präparaten bereits erste Medikamente mit entsprechender medizinischer Indikation zugelassen. Das frei verkäufliche CBD wird meist in Form von Öl, Tabletten, Kapseln, Salbe oder Tropfen verkauft. Wenn du CBD ausprobieren möchtest, achte auf entsprechende Qualitätsmerkmale: Bio, 0,0 % THC und eine MCT-Kokosöl-Basis.

Wusstest du schon?
In Deutschland wurde im April 2024 eine Teil-Legalisierung von Cannabis verabschiedet.

Können alternative Verfahren Wunder bewirken?

Wie bereits erwähnt, sind komplementärmedizinische Verfahren eine hervorragende Ergänzung zu den klassischen Methoden der vorwiegend naturwissenschaftlich orientierten Medizin. Sie basieren auf einem ganzheitlichen Menschenbild und richten ihren Fokus auf die Prävention. Sie möchten Gesundheit erhalten. Im Krankheitsfall sollen sie harmonisierend und stärkend auf die innere Balance wirken. Ich glaube nicht an Wunder. Aber die wundervolle Wahrheit ist, dass wir unser Gesundheitspotenzial durch eine bewusste Lebensführung und Selbstfürsorge vervielfachen können. Daher bin ich mir sicher, dass traditionelle Behandlungsverfahren wie TCM, Ayurveda, Yoga und Co. uns sehr wertvolle Blickwinkel eröffnen und Inspiration liefern, selbst wenn nicht alles evidenzgeprüft ist. Ich kann mir nicht vorstellen, dass jahrtausendealte Weisheiten über offensichtlich gesunde Lebensweisen grundsätzlich falsch sein sollen. Abgesehen davon bessert sich die Studienlage langsam, es wird belegt und widerlegt. Nicht alles ist Gold, was glänzt, aber bisweilen ist sogar ein Diamant darunter. Du darfst dir auch hier deine eigene Meinung bilden. Welche Methoden interessieren dich? Was möchtest du ausprobieren? Deine Aufgeschlossenheit öffnet neue Räume für deine Gesundheit: entschleunigend, wertschätzend und bedürfnisorientiert.

Was dir gut tut

» Wenn du aus akutem Anlass Hilfe suchst, bist du leicht verwundbar. Gib acht, dass du nicht auf unseriöse Esoterik oder Scharlatanerie hereinfällst. Teure Versprechen schneller Heilung, die mit deiner Angst oder Scham spielen, dich selbst aus der Verantwortung nehmen oder sogar abhängig machen, haben nichts mit ganzheitlicher Medizin zu tun. «

Traditionelle Chinesische Medizin

Die Traditionelle Chinesische Medizin (TCM) ist eine seit Jahrtausenden praktizierte Heilkunst. Ihrer Philosophie zufolge basiert die Gesundheit auf einer Balance der konträren Kräfte Yin und Yang, die wir alle in uns tragen. Das schwarze Yin steht für dunkel, weich, feucht, kalt, negativ, passiv, ruhig, weiblich. Das weiße Yang steht für hell, hoch, hart, heiß, positiv, aktiv, bewegt, männlich. Diese Kräfte sind wertfrei, unabhängig von deinem biologischen Geschlecht und einander ebenbürtige Qualitäten für deine innere Harmonie, um deine Lebensenergie Qi frei im Zyklus der fünf Elemente Erde, Feuer, Metall, Wasser und Holz fließen zu lassen. Die TCM sieht im Stau der Lebensenergie die tiefer liegende Ursache von Beschwerden und Krankheiten, auch beim PMS. Diese können durch Umwelt- und Umgebungsfaktoren, aber auch durch innere Konflikte hervorgerufen werden. Übrigens: Während unser Gesundheitssystem nach Krankheitsdiagnosen vergütet, stand im alten China die Erhaltung der Gesundheit im Vordergrund. Die Ärzte sollen nur dann bezahlt worden sein, wenn ihre Patient*innen wieder gesund waren beziehungsweise gar nicht erst krank wurden. Das gibt mir zu denken.

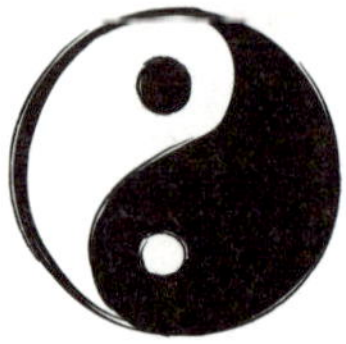

Yin und Yang

Wusstest du schon?
Traditionelle diagnostische Methoden der TCM sind die Zungen- und die Pulsdiagnostik. Sie stammen aus einer Zeit, als es noch keine Blutuntersuchungen gab. Wundere dich also nicht, wenn TCM-Ärzt*innen deine Zunge genauer unter die Lupe nehmen.

Die fünf Therapiesäulen der TCM sind Akupunktur, Tuina, Qigong, Ernährungstherapie und Kräutertherapie.

Die **Akupunktur** ist mittlerweile auch in der westlichen Welt verbreitet. Dabei werden feine Nadeln wenige Millimeter tief an verschiedenen Nervenpunkten im Körper gesetzt und dort etwa 20 bis 30 Minuten belassen. Abgesehen von besonderen Triggerpunkten wird die Akupunktur selten als schmerzhaft empfunden. Was sollen die Nadeln bewirken? Laut TCM fließt Qi über zwölf große Leitbahnen, die sogenannten Meridiane, durch den Körper. Die Nadeln sollen die Meridiane aktivieren, darüber deine Körperfunktionen regulieren und energetische Blockaden lösen. Studien belegen eine Wirkung bei Schmerzen, Übelkeit und Unruhezuständen. Die genaue Wirkweise ist aus westlicher Perspektive noch nicht geklärt.

Tuina setzt sich aus den chinesischen Wörtern für »drücken« und »greifen« zusammen und bezeichnet eine traditionelle Massageform entlang der Meridiane, die Elemente der Akupressur und der Chiropraktik vereint.

Was dir gut tut

» Bei PMS werden gern Nadeln an den Akupunkturpunkten Leber 3 (zwischen der Großzehe und dem zweiten Zeh) sowie Milz 6 (an der Unterschenkelinnenseite) gesetzt. Die Anwendung sollte durch geschultes Personal erfolgen. «

Qigong ist eine Bewegungsform, in der bestimmte körperliche Bewegungsabläufe meditativ im Zusammenspiel mit deinem Atem geübt werden. Es stärkt deine Fähigkeit zur Selbstwahrnehmung, dein Gleichgewicht sowie deine Beweglichkeit und soll dein Qi im Fluss halten.

Wusstest du schon?

Tai-Chi ist eine traditionelle chinesische Kampfkunst, in der zur achtsamen Bewegung des Qigong der Kampfaspekt hinzukommt. Die Bewegungen richten sich nach den optimalen Gelenkstellungen, um Entspannung bei maximalem Krafteinsatz zu ermöglichen.

In der TCM-**Ernährungstherapie** werden die fünf Geschmacksrichtungen süß, sauer, salzig, scharf und bitter den fünf Elementen zugeordnet und Lebensmitteln eine thermische Wirkung auf den Organismus zugeschrieben. Das hat allerdings nichts mit der tatsächlichen Temperatur der Lebensmittel zu tun. Wärmende Lebensmittel wie beispielsweise Hafer, Lachs oder Zwiebeln regen deinen Stoffwechsel an und können dich dadurch buchstäblich ins Schwitzen bringen. Ein übermäßiger Konsum an kalten Lebensmitteln hingegen kann zum Stau von Qi führen.

Als Hauptmahlzeit mit der größten Energiezufuhr gilt das Frühstück, das schon mit warmen, energetisierenden Gewürzen wie Ingwer, Zimt oder Kardamom angereichert sein darf. Jede Mahlzeit darf ein Element aus jeder der fünf Geschmacksrichtungen enthalten. Nach 19 Uhr sollte nichts mehr gegessen werden. Die Grundregeln der TCM-Ernährungslehre entsprechen im Großen und Ganzen der Art, sich gesund zu ernähren, wie ich sie in Kapitel 2 beschrieben habe. Sehr spannend finde ich den Bezug zum intuitiven Hungergefühl und dem achtsamen Essen. Was wir heute neu erlernen dürfen, ist in der TCM von alters her gelebte Praxis.

Was dir gut tut

» Wie viele bittere Lebensmittel stehen eigentlich auf deinem Speiseplan? Hier eine kleine Auswahl bitterer Köstlichkeiten: Chicorée, Rucola, Rosenkohl, Mangold, Spinat, Löwenzahn, Brennnessel, Kurkuma, Zimt, Artischocken, Ingwer. Probieren lohnt sich! «

TCM-Arzneimittel werden überwiegend aus der Natur gewonnen, weshalb man sie unter dem Begriff **Kräutertherapie** zusammenfasst. Es gibt genaue Anleitungen zum Sammeln und Verarbeiten Hunderter Heilkräuter, denen ein breites Behandlungsspektrum zugeschrieben wird. TCM-Rezepturen werden als Tee, Granulat, Extrakt, Pulver oder Tropfen verabreicht und sind in Deutschland apothekenpflichtig. Es ist ratsam, sie in der Apotheke zu erwerben, da die Heilkräuter auf Pestizide und Schwermetalle geprüft sein sollten. Ein beliebtes Heilkraut bei gynäkologischen Symptomen ist die chinesische Angelikawurzel.

Was dir gut tut

» Hab dein Yin lieb. Yin ist Teil der Selbstfürsorge. Es nährt, wärmt, stärkt und schützt dich. Häufig geben wir ihm nicht genug Raum. Yin-Arbeit ist eines der Schlüsselelemente in meinen Onlinekursen und Coachings. «

Ayurveda

Der Ayurveda – wörtlich aus dem Sanskrit übersetzt bedeutet es das Wissen *(Veda)* vom Leben *(Ayur)* – ist eine traditionelle, erfahrungsbasierte Heilkunde und Lebensphilosophie, die in Indien seit über 5000 Jahren praktiziert wird. Dabei vereint eine bewusste Lebensführung die Pflege von Körper, Geist und Seele. Der Ayurveda lehrt die Prinzipien des Lebens in seinen drei unterschiedlichen Lebensenergien, den sogenannten *Doshas*: *Vata* steht für Bewegung und Dynamik, *Pitta* für Stoffwechsel und Transformation, *Kapha* für Struktur und Stabilität. In ihnen sind die fünf Elemente Feuer, Wasser, Erde, Luft und Äther verankert. Deinen individuellen, angeborenen Dosha-Grundzustand nennt man *Prakriti*. Demgegenüber bezeichnet *Vikriti* den Ist-Zustand, der abhängig von den Zyklen (Tag, Jahr, Menstruation) und äußeren Einflüssen ist. Geraten deine Doshas ins Ungleichgewicht, soll dies über kurz oder lang zu Krankheiten führen. Ziel ayurvedischer Therapien ist es, den Menschen ausbalanciert in seine Dosha-Natur zu bringen, damit er in Harmonie mit sich und der Welt leben kann. Im modernen Ayurveda darfst du eine zeitgemäße Praxis für dich erkunden. Es geht darum, jeden Tag in dein Wohlbefinden einzuzahlen und deine Gesundheit zu pflegen.

Wusstest du schon?
Auf Sanskrit bedeutet Dosha »das, was Probleme verursachen kann«. Im Netz kannst du eine Vielzahl von Selbsttests finden und ermitteln, welcher Dosha-Typ du bist. Ausführlicher und präziser machen das Ayurveda-Ärzt*innen.

Die zentralen Elemente des Ayurveda sind die Ernährungslehre, die spirituelle Yogapraxis, Massage- und Reinigungstechniken, die Pflanzenheilkunde sowie ein Leben im Einklang mit dem Tages-, Jahres- und Menstruationszyklus. Die **Ernährungslehre** weist ähnlich der TCM-Ernährung viele Parallelen zur pflanzenbasierten Ernährung und dem intuitiven Essen auf. Entgegen weitverbreiteten Annahmen ist die ayurvedische Küche nicht grundsätzlich vegetarisch oder vegan. Im Ayurveda gibt es sechs Geschmacksrichtungen: süß, sauer, scharf, salzig, bitter und zusammenziehend/herb. Mit bitteren und herben Lebensmitteln soll der Leberstoffwechsel entlastet werden. Das Verdauungsfeuer *(Agni)* spielt eine wichtige Rolle, weshalb die Hauptmahlzeit am Mittag gegessen werden sollte, da zu diesem Zeitpunkt das Agni am stärksten brennt.

Was dir gut tut

» Speisen und Getränke werden im Ayurveda warm verzehrt, damit das Agni nicht erlischt. Gerade in PMS-Zeiten kommen gekochte, warme Mahlzeiten deiner Verdauung zugute. «

Die **spirituelle Yogapraxis** bildet das Fundament der physischen und mentalen Gesundheit im Ayurveda. Sie stärkt den Körper, bringt Flexibilität und soll zur geistigen und spirituellen Balance beitragen. Hierzu mehr unter Yoga (ab S. 136).

Mit **ayurvedischen Reinigungstechniken** sollen Stoffwechselrückstände *(Ama)* beseitigt und der Körper entgiftet werden. Hierzu zählen alltägliche Rituale, wie das morgendliche Ölziehen, Zungenschaben und das Trinken von abgekochtem, warmem Wasser, aber auch größere Wellness- und Entschlackungsanwendungen, wie das ayurvedische Fasten, Schwitzbäder und abführende Ausleitverfahren, die *Panchakarma* genannt werden.

Was dir gut tut

» So geht Ölziehen: Nimm einen Esslöffel Bio-Sesam-, Kokos- oder Sonnenblumenöl in den Mund und spüle für 15 bis 20 Minuten deine Mundhöhle inklusive der Zahnzwischenräume. Entsorge das Öl nun im Hausmüll. Ölziehen hilft bei Mundgeruch, beugt Karies und Zahnfleischbluten vor. «

Auch **Massagen** werden im Ayurveda eingesetzt, um Giftstoffe aus dem Körper zu leiten und die Doshas in Balance zu bringen. Zweifellos führen Berührung, Öle und Düfte zur Lockerung der Muskulatur, gepflegter Haut und laden dazu ein, entspannt den Alltag hinter sich zu lassen. Zu den Ayurveda-Massagen gehören die *Abhyanga* und *Vishesh* als tiefe Ölmassagen, die *Garshan-Massage* mit Seidenhandschuhen und die Kräuterstempelmassage *Pinda Sveda*. Auch Selbstmassagen der Hände, Füße, des Kopfes, Rückens oder Bauches dürfen in den Alltag integriert werden. Als Basisöle werden Sesam-, Kokos- oder Mandelöl verwendet.

Was dir gut tut

» Sanfte kreisende Bewegungen im Uhrzeigersinn um den Bauchnabel regen die Verdauung an – so kannst du aktiv selbst für dich sorgen. In Kombination mit einem Kirschkernkissen ist dies eine schnelle Hilfe bei Krämpfen. «

Die **Pflanzenheilkunde** im Ayurveda ist ähnlich vielfältig wie bei der TCM. Die Auswahl der Pflanzen beruht auf Erfahrung. Viele ayurvedische Heilmittel kannst du als Nahrungsergänzungsmittel erwerben. Da es in dem Bereich anders als bei Arzneimitteln keine gesetzliche Kontrolle gibt, achte beim Kauf besonders auf einen hohen Qualitätsstandard vertrauenswürdiger Anbieter. Wenn dich ayurvedische Pflanzenheilkunde interessiert, lass dich von Ayurveda-Ärzt*innen beraten. Ayurvedische Heilpflanzen, die beim PMS eingesetzt werden, sind zum Beispiel Ashwagandha (siehe S. 123), Gotu Kola, Ashoka und Shatavari.

Im **zyklischen Leben** werden die Zyklusphasen den Doshas zugeordnet: die Follikelphase Kapha, die Ovulation Pitta, die Lutealphase Pitta und Vata sowie die Menstruation Vata. Die nach unten gerichtete Energieform *Apana Vayu* im Vata ist für die Menstruation zuständig. In der Vata-Zeit solltest du weniger aktiv sein und dir Pausen gönnen. Ein generell erhöhtes Vata könne

PMS-Beschwerden hervorrufen. Um dem entgegenzuwirken, empfiehlt der Ayurveda warmes, nahrhaftes Essen sowie Getränke, Ruhe und Entspannung, Bewegungsabläufe und Atemübungen aus dem Yoga, Meditation und Massagen an Fuß und Bauch.

Yoga und Meditation

Yoga ist nicht bloß ein Trend, der sich seit einigen Jahrzehnten auch bei uns immer weiter durchsetzt. Weltweit praktizieren schätzungsweise 300 Millionen Menschen regelmäßig Yoga. In Deutschland sind es circa 3 Millionen, davon 90 % Frauen. 2016 wurde Yoga zum immateriellen Weltkulturerbe der UNESCO erklärt. Und das aus gutem Grund: Die aus Indien stammende Philosophie vereint Entspannung mit Bewegung, um die Einheit von Körper und Geist zu stützen. Kernelemente des Yoga sind wiederholte Bewegungsabläufe *(Asanas)*, eine regulierte, tiefe Atmung *(Pranayama)* und die Meditation. Während der Praxis sollen die Yogi*nis konzentriert im Moment ankommen, den Körper achtsam, aber fokussiert trainieren und in der Entspannungsphase *(Savasana)* alles loslassen.

Das Gefühl kompletter, ganz bewusst von mir erzeugter Entspannung habe ich zum ersten Mal im Savasana erfahren. Yoga lehrt mich, meinen Körper wahrzunehmen, ihn so, wie er ist, anzunehmen, seine Grenzen auszuloten und einzuhalten, einfach mal etwas auszuprobieren und geduldig mit mir zu sein, wenn zum Beispiel die ein oder andere Asana selbst nach Jahren noch nicht sitzt. Im Yoga praktizierst du allein für dich, in deinem Tempo, ohne Wettbewerb oder Vergleich. Mit jedem Mal lernst du mehr, dich zu spüren. So viele Menschen haben die Verbindung zu ihrem Körper verloren. Yoga kann dich im Kontakt und liebevollen Umgang mit dir selbst schulen und verleiht dir Haltung und Ausdruck. Traditionell hat Yoga neben der körperlichen und geistigen auch eine spirituelle Ebene. Du darfst entscheiden, wie viel Raum du der Spiritualität geben möchtest.

Wusstest du schon?
Viele Yogastunden beginnen und enden mit einem gemeinsam getönten »Om«. Beim Tönen von Vokalen wird der *Nervus vagus* aktiviert, was biologisch gesehen eine beruhigende Wirkung hervorruft.

Yoga hat über 130 geschützte Varianten. Die in Europa geläufigsten Yogastile sind Hatha, Ashtanga, Kundalini, Vinyasa, Jivamukti, Bikram und Yin. Jüngere Formen sind zudem das Aerial- und das Hormonyoga. In der Follikelphase und zur Ovulation bieten sich die kraftvollen Stile wie Power Vinyasa, Ashtanga, Kundalini oder Jivamukti an, wohingegen dir in der Lutealphase und während der Menstruation eher stärkende Yogastile und ruhigere Abfolgen aus dem Yin Yoga, Hatha Yoga und Yoga Nidra gut tun.

Manche Yogalehrer*innen vermeiden aus energetischen Gründen Umkehrhaltungen während der Menstruation. Von medizinischer Seite sehe ich dabei kein Problem, dass dein Blutfluss umgeleitet werden könnte. Allerdings solltest du in dieser Zeit gut deine Grenzen wahren, und Umkehrhaltungen können sehr anstrengend sein. Unabhängig vom Menstruationszyklus ist es ratsam, zugunsten deines Tag-Nacht-Rhythmus sehr anstrengende Stile nicht allzu spätabends zu praktizieren.

Wusstest du schon?
Yoga Nidra bedeutet Yoga des Schlafes. In dieser aus dem Tantra stammenden Yoga-Technik wird im Sitzen oder Liegen ein Zustand zwischen Schlaf und Meditation erzeugt. Eine sehr erholsame Praxis und mein Trick 17 zum Runterfahren.

Das **Hormonyoga** ist ein energetischer Yogastil, der therapeutisch bei Zyklusbeschwerden, PMS, unerfülltem Kinderwunsch und Wechseljahrsbeschwerden das hormonelle Gleichgewicht unterstützen soll. Er kombiniert Elemente aus dem Hatha- und Kundalini-Yoga mit dem kraftvollen Lenken des Atems. Folgende Übungen sind in der Luteal- und Menstruationsphase besonders geeignet: Hüftöffner, seitliche Posen, Rückenlagen, erdende Stand Asanas und die tiefe Hocke.

Bei gedämpfter Stimmung und Erschöpfung empfehle ich dir, unbedingt einmal **Lachyoga** auszuprobieren! Dabei werden sanfte Bewegungs- und Atemübungen mit einem künstlich erzeugten Lachen verbunden. Was anfangs merkwürdig erscheint und Überwindung kostet, wird schnell zu echter Freude. Lachyoga bringt den Kreislauf in Schwung, sorgt für neue Energie, erzeugt herzliche zwischenmenschliche Kontakte und kann sogar Schmerzen lindern. Also: *»Fake it till you make it.«*

Was dir gut tut

» Kennst du den Sonnengruß? Wenn du dich jeden Morgen nur 15 Minuten dieser Übungsreihe widmest, wirst du rasch einen Unterschied in deiner Wahrnehmung, Fitness und Gelassenheit feststellen. «

Yogische Atemübungen, **Pranayama,** sind als zentrales Element des Yoga genauso wichtig wie die Asanas oder die Meditation. Da im Westen der Fokus meistens auf der Bewegung liegt, werden sie hier oft vernachlässigt. Dabei dürfen Asanas und Atmung eng miteinander verknüpft werden. Im Yoga wird der Atem als Teil der Lebensenergie verstanden beziehungsweise auch als Werkzeug zur Regulation. Ein entsprechend tiefer, langsamer Atem bringt dich in einen entspannten energetischen Flow.

Viele von uns spurten oder hecheln durch den Alltag. Die Atmung wird oberflächlich und schnell. Dabei wird weniger Sauerstoff ein- und weniger Kohlendioxid ausgeatmet. Das führt zu einem suboptimalen Gasaustausch, der sich natürlich auch auf körperlicher Ebene manifestieren kann, zum Beispiel in Form von Kopfschmerzen, Konzentrationsschwierigkeiten oder Nervosität. Manchmal reicht ein tiefer Atemzug, um dich wieder zu erden, die Spannung aus der Situation zu nehmen und frische Gedanken zu tanken. Atemtechniken können dir helfen, Gefühle wie Angst oder Wut, Stress und sogar Schmerzen zu reduzieren.

Langes, bewusstes Ausatmen kann sogar über die Aktivierung des Parasympathikus deine Herzfrequenz senken. Der natürliche Weg des Atems geht dabei von der Nase bis in den Bauch. Dein Bauch darf sich bei der Einatmung aufblasen wie ein Ballon, wie es sich bei Babys von Geburt an beobachten lässt. Ja, auch Atmen will gelernt sein beziehungsweise kann verlernt werden. Das dämliche Schönheitsideal, mit flachem Bauch durchs Leben zu gehen, sowie eine konstante Anspannung führen zu einer Entfremdung vom natürlichen Atmen. Wenn du mit Atemübungen beginnst, dann informiere dich vorher gut, was dabei zu beachten ist, damit du dir nicht schadest. Du musst dafür nicht unbedingt einen Yogakurs belegen: Es gibt auch speziell ausgebildete Atemtherapeut*innen, die dich zu deinem natürlichen Atem zurückführen und mit dir heilsame Atemtechniken üben können.

»Bei der **Meditation** geht es nicht um den Versuch, irgendwo hinzugelangen. Es geht darum, dass wir uns selbst erlauben, genau dort zu sein, wo wir sind, und genau so zu sein, wie wir sind, und desgleichen der Welt zu erlauben, genau so zu sein, wie sie in diesem Augenblick ist.« Dieses Zitat von Jon Kabat-Zinn, dem Pionier der globalen Achtsamkeitsbewegung und Begründer eines Stressbewältigungstrainings namens Mindful-Based Stress Reduction (MBSR), bringt es auf den Punkt. Als ich zum ersten Mal meditierte, hatte ich großen Respekt davor: so lange still zu sitzen, nicht zu denken, einen Metazustand zwischen Entspannung und Erleuchtung zu erreichen. Wie sollte ich das denn bitte schaffen? Genau das musst du nicht, und *Müssen* hat hier sowieso keinen Platz. Es gibt keine Regeln, es gibt keinen Wettbewerb und du kannst nichts falsch machen. Diese Erkenntnis war für mich befremdlich und befreiend zugleich. Übe, im Moment zu sein.

Die Welt dreht sich so verdammt schnell: noch kurz dies oder das erledigen, das Kind abholen, einkaufen, den Arbeitsauftrag abschließen. Die Gedanken machen selten Pause. Meditation bietet dir einen Raum, den Fluss deiner Gedanken zu regulieren, vielleicht kurz zu stoppen und einmal nur im Hier und Jetzt zu sein. Es gibt viele Arten zu meditieren. Du kannst es frei von Vorgaben tun, mit beruhigender Hintergrundmusik oder geführt durch die Stimme eines Menschen, der dich anleitet. Die häufigste Körperhaltung ist ein aufrechter Sitz, da er die beste Konzentration verspricht, doch es gibt auch Liege- oder Gehmeditationen. Die meisten Meditierenden bevorzugen es, die Augen zu schließen. Es gibt keine vorgeschriebene Länge, die du bei einer Meditation einhalten musst. Fang einfach mit 5 bis 10 Minuten an. Je öfter und regelmäßiger du meditierst, desto leichter wird es dir fallen. Wenn es dir dabei nicht gut geht, brich die Meditation lieber ab und starte ein anderes Mal erneut.

Die meisten Meditierenden in meinem Freundeskreis meditieren zwischen 15 und 30 Minuten am Morgen. Natürlich kannst du es auch mittags oder abends tun oder mehrmals am Tag. Es empfiehlt sich, eine Meditationsroutine möglichst zur gleichen Zeit am selben Ort aufzubauen. Ein schöner Meditationsplatz mit Kissen, einer Kerze oder Düften kann dich motivieren. Lass dich nicht entmutigen, wenn deine neue Routine zwischendurch einbricht. Mit der Meditation ist es wie mit dem Fahrradfahren. Einmal gelernt, findet dein Bewusstsein sich schnell wieder zurecht. Auf YouTube und Spotify kannst du eine Vielzahl von geführten Meditationen finden und ausprobieren. Vielleicht entdeckst du auch eine App, die dich begleitet.

Wusstest du schon?

Bereits nach 8 Wochen regelmäßiger Meditation verdichten sich deine Synapsen im Gehirn, und zwar im präfrontalen Cortex und im Hippocampus. Die Amygdala, die mit emotionalen Bewertungen, Aggressionen und Angst in Verbindung gebracht wird, schrumpft hingegen.

So meditiere ich:

- Die **Achtsamkeitsmeditation** ist die am weitesten verbreitete Art, die auch mir am besten gefällt. Hierbei beobachtest du deine Gefühle und Gedanken, deinen Atem und Sinneswahrnehmungen, ohne sie zu lenken oder zu bewerten. Ich glaube, frei von Gedanken sind höchstens Zen-Mönche. Kreisen meine Gedanken besonders stark, hilft mir eine geführte Meditation beim Loslassen. Der bewusste Atem ist dabei mein Anker. Manchmal verwende ich ein einfaches Mantra, wie »Ich bin« oder »Lass los«, das mich im Rhythmus meines Atems in die Entspannung begleitet.

Wusstest du schon?
Im Yoga wird die Achtsamkeitsmeditation *Sakshi Bhava* und im Buddhismus *Vipassana* genannt. Beim MBSR wird sie in der Verhaltenstherapie bei Depressionen, Angststörungen, Traumata, Ess- und Suchtstörungen eingesetzt.

- Der **Body Scan** ist eine Variante der Achtsamkeitsmeditation, bei der du gedanklich durch deinen gesamten Körper wanderst und jedem Körperteil für einen Moment deine ungeteilte Aufmerksamkeit schenkst. Durch die leicht verständliche Abfolge (»Fühle deine rechten Zehen, den Fußrücken, den Fußballen usw.«) ist er hervorragend geeignet für Einsteiger*innen. Ich mache gern einen Body Scan vor dem Schlafen oder einen verkürzten *Body Check-up* zwischen zwei Meetings, um mich zu erden.
- Die **Gehmeditation** ist etwas für unterwegs. Sie transformiert alltägliche Wege in Ressourcen der Achtsamkeit. Wie das geht? Du nimmst deine Umgebung achtsam über deine Füße, Augen, Nase und Ohren wahr. Etikettiere gedanklich deine Wahrnehmungen wie im Supermarkt (»Sonne, Baum, Schnee, kalt, warm, süß, blumig«), ohne dich dabei aufzuhalten oder zu interpretieren. Ein gleichmäßiger Atem hilft dir, im Fluss zu bleiben. In meiner Elternzeit habe ich lange

Spaziergänge mit Kinderwagen häufig für eine Gehmeditation genutzt.

- Die **Metta-Meditation** finde ich als geführte Gruppenmeditation besonders kraftvoll und herausfordernd zugleich. Im Mittelpunkt steht das Gefühl der liebenden Güte. In der ersten Intention sendest du dir diese selbst, danach einer dir nahestehenden Person, dann einem fremden Menschen, vielleicht sogar einem Feind. Am Ende darfst du allen Wesen der Erde liebende Güte senden. Jede Aufgabe für sich kann etwas in dir auslösen und heilen. Es gibt Personen, die mühelos anderen Güte schenken können, nicht jedoch sich selbst. Meiner Erfahrung nach trifft das auf Menschen mit PMS durchaus häufig zu. Sätze wie »Mögen alle Wesen glücklich sein« oder »Mögen alle Wesen frei von Sorgen sein und in Frieden leben« unterstützen die Absicht. Natürlich sorgt eine Meditation nicht für den Weltfrieden oder heilt umgehend innere Konflikte. Aber Studien zeigen, dass Metta-Meditationen dein Empathievermögen stärken und sich deine zwischenmenschlichen Beziehungen sowie dein Wohlbefinden verbessern.

So helfen dir Yoga und Meditation bei PMS:

- Du erfährst Entspannung im Ausgleich zum stressigen Alltag. Du lernst, gelassener mit Stress umzugehen.
- Innere Unruhe, Ängste und stressbedingte Migräne werden weniger. Verschlechtern sich diese oder andere psychische Symptome, hol dir bitte ärztlichen Rat ein.
- Du trainierst deinen Körper, wirst beweglicher und löst Verspannungen.
- Du lernst, deinen Körper besser wahrzunehmen, und stärkst deine Intuition. Du schenkst dir Endorphine.
- Deine Konzentrationsfähigkeit und geistige Flexibilität werden gestärkt, was dich befähigt, deine Gedanken vom Schmerz auf etwas anderes zu lenken. Die Intensität von Schmerzen kann dadurch um bis zu 40 % reduziert werden.

- Deine emotionale Stabilität und dein positives Denken werden gefördert. Dein Gedankenkarussell wird gestoppt.
- Deine Schlafqualität verbessert sich.
- Dein Mitgefühl wächst, auch für dich selbst.
- Du lernst, geduldig zu sein und die Dinge so zu akzeptieren, wie sie sind.
- Du gehst mit einem achtsamen Blick durch die Welt.

Was dir gut tut

» Wenn du meinst, dass dir die Zeit zum Meditieren fehlt, meditiere zum Ausgleich doppelt so lange. Eine alte Zen-Weisheit besagt: »Meditiere 20 Minuten täglich, es sei denn, du hast keine Zeit. Dann meditiere eine Stunde.« «

Heilkräuter-Tees und ätherische Öle

Ob Magenschmerzen, Bauchschmerzen oder innere Unruhe – mir scheint, für jedes Problem ist in der Natur ein Kraut gewachsen, das zu einem **Tee** aufgegossen werden kann. Du kannst die Heilkräuter in Drogerien, Teeläden, online oder in der Apotheke erwerben und sogar speziell für deine Bedürfnisse anmischen lassen. Die Tees sollten trocken und dunkel gelagert und in der Regel innerhalb weniger Wochen bis Monate aufgebraucht werden. Halte dabei unbedingt die Ziehzeiten ein und trinke sie warm, um die volle Wirkung zu erzielen. Eine Blutungsstörung allein mit Schafgarbe oder starke Stimmungsschwankungen mit Zitrusfrüchten zu behandeln, wäre allerdings grob fahrlässig, denn Heilkräutertees ersetzen keine ärztliche Diagnostik oder Therapie. Sie sind als Elixiere für Körper und Geist kleine ganzheitliche Begleiter. Folgende Heilkräuter können unterstützende Wirkung haben:

Beschwerde	**Heilkraut**
Krämpfe, Unterleibsschmerzen, Verdauungsstörungen	Fenchel-Kümmel-Anis, Kamille, Melisse, Eisenkraut, Gänsefingerkraut, Frauenmantel, Damiana-Blätter, Pfefferminze, Ingwer, Bockshornklee, Beifuß
Unruhe, Rastlosigkeit, Schlafprobleme	Kamille, Hopfen, Baldrian, Melisse, Lavendel, Johanniskraut, Fichte
Kopfschmerzen	Pfefferminze, Teufelskralle, Weidenrinde, Wacholder, Ingwer
Stimmungstiefs, Antriebsschwäche	Ingwer, Zitrone, Orange, Kardamom, Frauenmantel, Johanniskraut
Starke Blutung	Schafgarbe, Hirtentäschelkraut
Wassereinlagerungen, Spannungen in der Brust	Brennnessel, Grüner Tee, Ingwer, Birkenblätter, Löwenzahn

Was dir gut tut

» Sorgen und Stress schlagen mir schnell auf den Magen. Fenchel-Kümmel-Anis-Tee ist mein Klassiker bei Magen- und Verdauungsbeschwerden. Denjenigen, die Anis nicht mögen, empfehle ich Kamille. «

Ätherische Öle rufen bei mir ein Wohlgefühl hervor. Ihr Duft bringt meinen Geist zur Ruhe, stärkt meine Intuition und hilft mir, meine innere Balance zu finden. Ich betrachte die Öle als Seelenbalsam, die über den Geruchssinn das limbische System aktivieren und von dort aus ihre emotionale Wirkung entfalten. Ihnen wird nachgesagt, dass sie die Selbstheilungskräfte aktivieren und das Immunsystem stärken. Sie können wunderbar als Badezusatz, Raumduft, für die Inhalation, als Balsam für die Haut, Massageöl oder Saunaaufguss verwendet werden. Folgende Öle setze ich bei PMS-Beschwerden ein:

Wirkung	Ätherische Öle
Aktivierend, stimmungsaufhellend	Ingwer, Pfefferminze, alle Zitrusfrüchte, Lemongras, Bergamotte, Rosmarin, Copaiba, Ylang-Ylang, Muskatellersalbei, Mimose, Basilikum, Nelke
Harmonisierend, ausgleichend	Rosengeranie, Ylang-Ylang, Rose, Patchouli, Zypresse, Sandelholz
Beruhigend, schlaffördernd	Lavendel, Orange, Bergamotte, Neroli, Melisse, Fichte
Hilft bei Kopfschmerzen	Pfefferminze
Krampflösend	Muskatellersalbei, Rosengeranie, Zypresse, Pfefferminze, Basilikum, Majoran, Citronella, Jasmin, Kamille, Lavendel, Schafgarbe
Konzentrationsfördernd	Eukalyptus, Pfefferminze, Zitrusfrüchte
Gut für die Haut	Rosengeranie, Lavendel, Copaiba, Teebaum
Verdauungsfördernd	Kümmel, Majoran, Zimt, Fenchel, Mandarine
Aphrodisierend	Patchouli, Rose, Neroli, Ylang-Ylang
Entzündungshemmend	Copaiba, Lemongras, Weihrauch, Patchouli, Zypresse, Zitronella
Entwässernd	Rosmarin, Wacholder, Rosengeranie, Salbei

Achte beim Kauf der Öle darauf, dass es reine Naturöle sind, die ohne chemische Zusätze auskommen, um Hautreaktionen zu vermeiden. Die Öle können allein oder als Mischung verwendet werden. Zwei beliebte Kompositionen beim PMS sind zum Beispiel Ylang-Ylang, Muskatellersalbei, Neroli, Lavendel und Rose sowie Rosengeranie, Muskatellersalbei und Mandarine.

Was dir gut tut

» Eine Massage mit leicht erwärmten ätherischen Ölen unterstützt das Lösen muskulärer Verspannungen und begleitet dich noch sanfter in die Entspannung. «

Heilfasten

Es ist völlig unnatürlich für den Menschen, jeden Tag alle paar Stunden etwas zu essen. Bewusste Fastenzeiten werden in der ganzen Welt praktiziert, meist aus traditionellen, kulturellen oder religiösen Gründen. Dabei ist auch deine Gesundheit ein guter Grund, denn Fastenkuren machen Tabula rasa mit der gestörten Bakterienflora des Darms. Nach einer Hungerphase folgt mit vollwertiger, pflanzenbasierter Ernährung ein Neustart ins gesunde Mikrobiom. Außerdem werden die Zellen Marie-Kondo-mäßig zum Ausmisten kaputter Zellteile angeregt, hormonell aktives Bauchfett schmilzt, die Immunabwehr und die Psyche werden gestärkt. Wer schon einmal gefastet hat, kennt nach anfänglich möglicher Krise mit Kopfschmerzen, Stimmungsschwankungen und Schwäche den grandiosen Effekt auf Stimmung, Energie und Wohlbefinden. Zudem schärft Fasten deine Sinne und erhöht das Denkvermögen. Sollten dich Fastenkrisen allerdings zu sehr aus der Bahn werfen, halte nicht zwanghaft an deinem Programm fest, sondern beginne lieber früher mit der achtsamen Aufbauphase.

Der Gewichtsverlust ist beim Fasten ein oft gewünschter Nebeneffekt, der jedoch nicht im Vordergrund stehen sollte. Angesichts der zahlreichen positiven Effekte kann ich mir gut vorstellen, dass Menschen mit PMS vom Fasten profitieren können. Zu lange und häufige Hungerphasen bedeuten allerdings auch Stress für deine Hormone, sodass dein Zyklus vorübergehend aus der Balance geraten kann. (Allerdings darfst du ebenso hinterfragen, ob dein Zyklus eigentlich immer regelmäßig wie ein Uhrwerk ticken muss. Denn das entspricht ebenfalls nicht unserer Natur.)

Wenn du Interesse am Heilfasten hast, aber unsicher bist, weil du vielleicht eine bestimmte Erkrankung hast, hol dir zuvor ärztlichen Rat ein. Studien, die sich explizit mit dem Heilfasten im Zyklus beschäftigen, sind mir bisher nicht bekannt. Meiner Erfahrung nach eignet sich für den Fastenstart die Follikelphase am besten, weil der Appetit am geringsten und das Energielevel hoch ist.

Wusstest du schon?
Intervallfasten mit der 16:8-Methode (16 Stunden fasten, innerhalb von 8 Stunden essen) ist nicht für alle Menschen gleich gut geeignet. Es können Zyklusunregelmäßigkeiten auftreten, wenn der Körper durch Hunger in Stress gerät.

Hypnotherapie und Autogenes Training

Die **Hypnotherapie** nutzt einen Trance genannten, sehr ausgeprägten Entspannungszustand, um tiefe Bewusstseinsebenen anzusprechen. Dabei verlierst du allerdings nicht die Kontrolle über deinen Körper oder tust peinliche Dinge, ohne dich später daran zu erinnern, wie es manchmal in Zaubershows vorgeführt wird. Du befindest dich vielmehr in einem tief entspannten Wachzustand mit extrem eingeschränkter Aufmerksamkeit, in dem du dich an Fähigkeiten und Erfahrungen erinnern sollst, die dir bei deinen aktuellen Herausforderungen helfen können. Ein*e Hypnosetherapeut*in leitet dich in die Trance. In der Medizin wird die Hypnose schon lange erfolgreich eingesetzt: Sie kann zum Beispiel dabei helfen, das Rauchen aufzugeben, Essstörungen zu regulieren, Ängste und Zwänge zu katalysieren und dazu beitragen, einen besseren Umgang mit schweren Erkrankungen und chronischen Leiden zu finden, indem sie Akzeptanz fördert.

Wusstest du schon?
Menschen mit PMS können per Selbsthypnose lernen, aus ihrer Negativspirale des Schmerzes herauszutreten und eine zugewandtere Haltung sich selbst gegenüber zu entwickeln.

Das **Autogene Training** ist eine Entspannungsmethode, die aus der Hypnose entwickelt wurde. Hierbei gelangst du durch Autosuggestion und Wiederholungen in einen tiefen Entspannungszustand. Begleitet vom Leitsatz »Ich bin ganz ruhig« kannst du beispielsweise deine Körperteile schwer oder warm werden lassen, deinen Herzschlag senken, deine Atmung regulieren und deine Konzentrationsfähigkeit steigern. Das geschieht rein durch die Kraft deiner Gedanken, die immer nur du selbst beeinflusst. Autogenes Training ist eine großartige Methode, um Selbstwirksamkeit zu erleben. Die Übung zu dem Mantra »Wenn du liegst, ruhst du dich bereits aus« auf S. 166 ist aus dem Autogenen Training abgeleitet. Ich praktiziere sie regelmäßig, wenn ich Nachtdienst habe, um mein Stresslevel runterzufahren und wieder bei mir anzukommen.

Sound Healing (Klangschalentherapie)

Beim Sound Healing erzeugen Klangschalen Klänge und Vibrationen, die dich erden und deinen Körper quasi in seine Balance schwingen lassen. Die Komposition einer Sound-Meditation (auch Sound-Bad genannt) folgt einer Abfolge von Schwingungsfrequenzen, die dich besonders schnell in Ruhe und Entspannung bringen. Das kann man sogar an deinem Gehirnwellenmuster messen. Neben der tiefenentspannenden Wirkung soll Sound Healing das Immunsystem stimulieren, Schmerzen lindern, Ängste reduzieren, seelische Blockaden und körperliche Verspannungen lösen. Es schenkt dir 30 bis 60 Minuten bewusste Zeit nur für dich, um neue Kraft für den Alltag zu tanken. Sphärische Klänge lassen dich dabei im Urgefühl der Liebe, des Vertrauens und der Geborgenheit baden. Ein Sound-Bad ist mein absoluter Geheimtipp für dich.

Was dir gut tut

» Probier einmal eine Sound-Meditation in der Luteal- oder Menstruationsphase aus. Sound-Bäder entfalten ihren Zauber nicht nur live vor Ort, sondern auch online oder als Aufzeichnung. «

Energiearbeit

Es gibt wohl Dinge, die man mit dem Verstand nicht begreifen kann. Für mich gehört die Energiearbeit dazu. Sie erfolgt teils im direkten Körperkontakt, teils über Entfernung. Dabei sollen körperliche, emotionale und geistige Blockaden erkannt und gelöst und der Mensch in seinen energetischen Flow gebracht werden. Energiearbeit soll es möglich machen, das Unsichtbare hinter den Dingen und damit auch hinter den Symptomen zu erreichen. Dazu gehört etwa die alte japanische Heilkunst Reiki, die Ausbalancierung der Chakren oder die Kinesiologie. Manche Menschen empfinden eine Energiebehandlung als wohltuend und können sich gut darauf einlassen. Energiearbeit sollte aber wie alle komplementärmedizinischen Ansätze niemals die alleinige Therapie sein.

Wusstest du schon?
Auch die Osteopathie kann als komplementäre Therapiemethode beim PMS angewandt werden. Bei diesem ganzheitlichen Ansatz wird nur mit den Händen behandelt: Blockaden und Spannungen im Körper werden aufgespürt und gelöst. Die Selbstheilungskräfte sollen aktiviert werden.

Stärke die fünf Säulen deiner Gesundheit

Du weißt jetzt schon viel darüber, wie und in welchem Maße dein Lebensstil dein zyklisches Erleben beeinflusst und dabei PMS-Beschwerden verstärken kann. Ganz viel Reflexionsarbeit liegt hinter dir, viele deiner Fallstricke kennst du. Wahrscheinlich hast du bereits damit begonnen, diese bewusster wahrzunehmen, vielleicht sogar zu meiden und zyklusbewusste Verhaltensweisen in deinen Alltag einzubauen. Ich bin stolz auf dich! Nimm dir jetzt einen Moment Zeit, dich dafür zu feiern. Offen in deine Lebensrealität zu schauen und schädliche Verhaltensweisen, die über Jahre hinweg vertraut waren, nicht nur zu erkennen, sondern auch zu verändern, ist eine große Herausforderung. Dafür braucht man Zeit, Mut, Geduld, Wissen und das nötige Handwerkszeug. Deshalb gibt es nun eine Extraportion Kompetenz und Inspiration für dich. Gemeinsam bringen wir die fünf Säulen deiner Gesundheit auf ein neues Level: Resilienz (dazu gehört auch deine Entspannungsfähigkeit), Ernährung, Bewegung, Schlaf und deine innere Einstellung.

Resilienz: Durchbrich deinen Stresszyklus

Großes Heilungspotenzial liegt in dir selbst, doch bleibt es oft ungenutzt, weil dein Geist keine Ruhe findet. In deinem Stresszyklus drehen die Gedanken Loopings und halten dich unaufhörlich auf Trab. Stopp den Strudel. Du wirst deinem inneren Treiber niemals gerecht werden. Dir wird immer etwas Neues einfallen, um dich von einer Pause abzuhalten. Fordere dir deine Erholung bewusst ein. Gönn deinem Zyklus und deinem Geist Parasympathikus-Zeit. Um (wieder) in die Balance zu kommen, darfst du regelmäßig in die Selbstreflexion gehen. Was oder wer stresst dich gerade besonders? Wo und wie erfährst du Entspannung? Am besten klappt das mit einer einfachen Übung: der **Energiebatterie**.

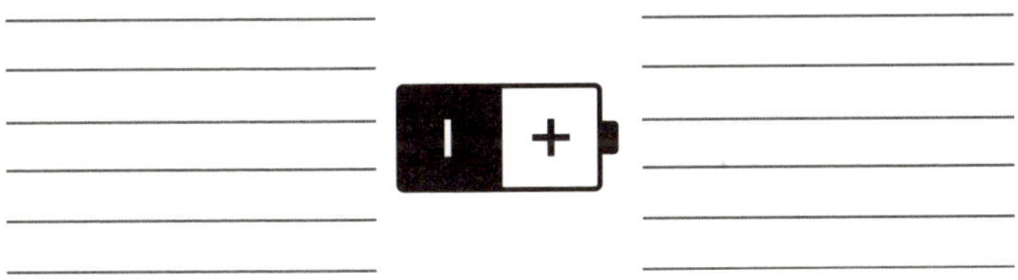

Die Energiebatterie

Und so funktioniert's: Trag am Minuspol ein, welche Situationen, Aktivitäten, Gefühle, eigenen Verhaltensweisen oder Menschen dich gerade stressen. Das sind deine Energievampire. An den Pluspol kommt alles, was dir Energie schenkt. Antworte ehrlich, intuitiv, ohne dabei dich oder andere zu verurteilen. Am Minuspol könnte zum Beispiel ein Tag voller Meetings oder ein Treffen mit einem Menschen stehen, den du eigentlich gar nicht magst. Am Pluspol steht vielleicht Gesangsunterricht oder gemeinsames Spielen mit deinem Kind. Die Übersicht wird dir wertvolle Hinweise geben, welchen Energievampiren du zukünftig mit gefüllten Energiereserven begegnen oder gar aus dem Weg gehen solltest und welche Energietankstellen du öfter anzapfen darfst. Folgende acht Pluspole nutze ich, um meinen Stresszyklus zu durchbrechen:

1. Bewusstes Atmen. Ob eine strukturierte Atemübung oder einfach das Zählen von 10 Atemzügen – eine kurze Pause mit bewusstem Atmen entschleunigt unmittelbar.
2. Bewegung, bis ich richtig ins Schwitzen komme. Nicht unbedingt lange, aber intensiv wie beim schnellen Laufen, High Intensity Training (HIT) oder Yoga.
3. Meditieren. Dabei trage ich gerne Lavendel- oder Zirbenduft aufs Handgelenk auf.

4. Ein Spaziergang. Einmal aufstehen und nach draußen gehen, die Nase in die Sonne halten und frische Luft schnappen.
5. Singen oder Tönen. Summen, drei lange »Om« oder meine Lieblingssongs unter der Dusche, beim Kochen oder im Auto trällern – eins davon geht immer.
6. Tanzen. Erinnerst du dich an das gestresste Beutetier? *Shake it out, baby.*
7. Jedes Gefühl hat seine Berechtigung. Weinen, um den Kloß im Hals loszuwerden. Die Wut rauslassen, schreien oder ins Kissen boxen. Lachen, wenn ich amüsante Facetten an einer Situation entdecke. Alles darf raus.
8. Menschen treffen, die mir gut tun und körperliche Nähe zulassen. Eine Umarmung kann beispielsweise Herzöffner und Stütze zugleich sein.

Die achtsame Minute oder **Mindful Minute (MiMi)** ist ein weiteres Super-Tool, das deinen Energietank vor jeder neuen Aufgabe füllt. Während einer MiMi schließt du, wenn du magst, die Augen und atmest eine Minute lang bewusst ein und aus. Lass deine Gedanken wie bei der Meditation vorbeiziehen. Du kannst MiMis innerlich auch mit einem starken Bild, wie einem Baum, der tief in der Erde wurzelt, oder mit einer beruhigenden Melodie untermalen.

Wenn ich merke, dass meine Aufgaben sich überschlagen und ich nichts und niemandem mehr gerecht werde, stelle ich mir, inspiriert von Eckhart Tolle, diese Frage: Was ist jetzt, genau in diesem Moment wichtig? Ich ziehe mich zurück in die Mitte des Sturms, quasi in mein ruhiges inneres Auge, nehme dem gewaltigen Wind im Außen die Übermacht und beginne mit kühlem Kopf zu priorisieren. Nachdem alles Akute erledigt ist, gönne ich mir zur Belohnung eine große Pause, bevor die Checkliste weiter abgearbeitet werden darf.

Was dir gut tut

» Wenn du in Sachen Meditation auf den Geschmack gekommen bist, probier bei der nächsten Überspannung doch einmal eine geführte Selbstmitgefühlpause aus – im Netz findest du diverse Anleitungen. «

Eine weitere sehr coole Übung, die sofort den Druck aus einer Situation nehmen kann, ist die **Emotional-Freedom-Technik**, kurz **EFT.** Sie ist eine Klopftechnik *(Tapping)* entlang der Meridiane, mit der vor allem Ängste und blockierende Emotionen aufgelöst werden sollen.

Zu Beginn der Übung definierst du dein Thema so kurz und konkret wie möglich, inklusive der Intensität des belastenden Gefühls auf einer Skala von 1 bis 10. Ein Beispiel wäre: »Ich habe Angst vor der emotionalen Achterbahnfahrt in der PMS-Zeit«, Punkt auf der Skala: 7. Stelle nun deiner Sorge folgenden Satz voran: »Ich liebe und akzeptiere mich so, wie ich bin, auch wenn ich Angst vor der emotionalen Achterbahnfahrt in der PMS-Zeit habe.« Dann beginnst du die Tapping-Punkte (siehe Abbildung auf der nächsten Seite) je 6 bis 20 Mal mit den Kuppen von Zeige- und Mittelfinger abzuklopfen und sprichst dabei innerlich deinen Satz. Bei den beidseits vorhandenen Punkten kannst du parallel mit beiden Händen arbeiten – außer bei der Handkante natürlich. Nach der ersten Runde kannst du das Gefühl neu bewerten. Vielleicht ist es schon deutlich kleiner geworden, vielleicht magst du noch eine Runde anschließen. Die EFT ist eine anerkannte wissenschaftliche Methode, die sogar bei posttraumatischen Belastungsstörungen eingesetzt wird.

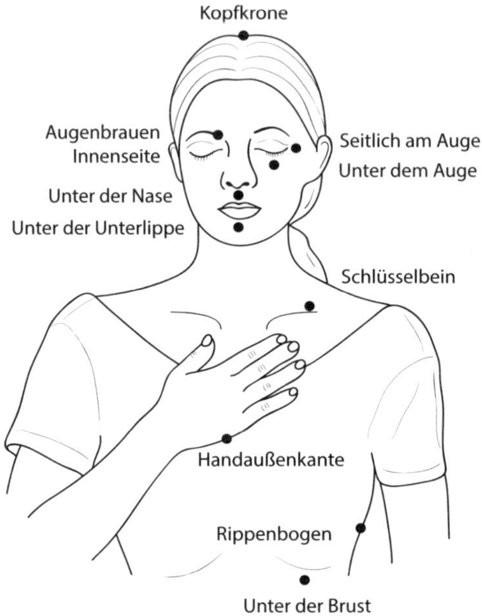

Die Tapping-Punkte

Abschließend möchte ich noch eine weitere klassische Methode erwähnen, die deine Körperwahrnehmung verbessert, psychische und körperliche Unruhe reduziert und dir hilft, dein seelisches und körperliches Gleichgewicht zu stärken: die **progressive Muskelentspannung** nach Jacobson. Sie wirkt über den Wechsel von willentlicher Anspannung und Entspannung bestimmter Muskelgruppen. Neben der Verbesserung der Resilienz können Muskelverspannungen gelöst, Schmerzen gelindert und Blutdruck sowie Herz- und Atemfrequenz gesenkt werden. Die Methode wird bereits seit den Dreißigerjahren praktiziert und kann durch Trainer*innen erlernt werden.

Ernährung: Ein Menü für den Zyklus

Iss einen Regenbogen. Unsere Ernährung bietet so viel mehr Farben als bloß Beige. Ich will mir zwar kein Leben ohne Pizza, Nudeln oder Croissants vorstellen. Dennoch: Die Menge und der Zeitpunkt im Zyklus machen das Gift. Zudem schmecken die Köstlichkeiten auch in ihren Vollkornvarianten. Die Vielfalt hält dich gesund. Im Folgenden erläutere ich dir, wie du deinen Zyklus bei deiner Ernährungsplanung berücksichtigen kannst. Eine vollwertige, pflanzenbasierte Ernährung ist in allen Zyklusphasen empfehlenswert.

Wusstest du schon?
Der Ayurveda bietet reichlich Inspiration für eine zyklusgerechte Ernährung. Die Gerichte basieren auf weitestgehend unverarbeiteten Produkten, enthalten tolle verdauungsfördernde Kräuter und sind überwiegend pflanzlich.

Follikelphase und Ovulation

Dein innerer Frühling und Sommer sind die Zeit der Leichtigkeit und des Ausprobierens. In diesen Phasen brauchst du dir die wenigsten Sorgen um deine Ernährung zu machen. Zur Ovulation arbeitet dein Verdauungssystem am aktivsten. Es ist die beste Zeit, um die verführerischen beigefarbenen Lebensmittel zu genießen – in Maßen, versteht sich. Dass dein Appetit vergleichsweise geringer ist als in der zweiten Zyklushälfte, spielt dir in die Karten. Der Ayurveda ordnet die Follikelphase dem Dosha Kapha (Erde) zu und die Ovulation dem Dosha Pitta (Feuer). Er empfiehlt kühlende, frische Lebensmittel, wie Salate, Rohkost oder Sushi. Die Gebärmutter benötigt zum Aufbau der Schleimhaut Eiweiß, das du zum Beispiel in Hülsenfrüchten, Tofu, Edamame, Mandeln, Nüssen oder in tierischen Produkten wie Fisch, Eiern oder Fleisch findest. Reichlich Obst und Gemüse, vor allem Beeren, grünes Blattgemüse, Kreuzblütler, Kräuter und Gewürze sind wertvolle Quellen für Antioxidantien.

Lutealphase und Menstruation

In der Lutealphase und zur Menstruation nehmen dein Appetit und dein Ruhebedürfnis zu. Es ist dein innerer Herbst und Winter, im Ayurveda ist Vata (Luft) die dominierende Energie. Die Verdauung wird träger, weshalb du nun anfangen darfst, bewusster auf deinen Darm zu hören. Schone ihn mit eher gekochten, wärmenden Speisen. Komplexe Kohlenhydrate und gesunde Fette sind jetzt besonders wichtig. Du findest sie zum Beispiel in Vollkorngetreide, stärkehaltigem Gemüse, Fisch, Saaten, Ölen aus Oliven, Leinsamen, Kürbiskern oder Kokos und in pflanzlichem Eiweiß. Zu den Superfoods in dieser Phase gehören magnesiumhaltige Lebensmittel wie Nüsse, Bananen oder dunkle Schokolade, Ingwer und fermentierte Lebensmittel. Sie unterstützen die Verdauung und lindern Schmerzen. Einige Menstruierende schwören zudem in den Tagen vor den Tagen auf eine vegane Ernährung. Definitiv die Finger lassen solltest du von zu viel Zucker und Salz, Koffein, Alkohol und einfachen Kohlenhydraten.

Zyklusbewusste Rezepte

Ich habe dir für deinen zyklischen Flow eine kleine Auswahl meiner Lieblingsrezepte zusammengestellt. Viel Spaß beim Nachkochen und Genießen!

Weitere kulinarische Anregungen findest du auf meiner Website unter der Rubrik »Rezepte«. Dort inspiriere ich dich gerne mit meinen abwechslungsreichen Gerichten, wenn meine Experimentierfreude als *»chef-de-Zyklus-cuisine«* mal wieder neue Kreationen hervorbringt.

Warmes Porridge mit Beeren:
das Frühstück für jeden Tag (für 1 Person)

- Schneide einen halben Apfel in kleine Scheiben und erwärme ihn in heißem Wasser.
- Gib eine Portion Haferflocken oder einen Vollkornflocken-Mix sowie
- 1 Handvoll gemischte, gehackte Nüsse
- ½ in dünne Scheiben geschnittene Banane
- 1 TL Mandelmus und
- 1 Handvoll Waldbeeren hinzu.
- Erwärme alles zusammen circa 30 Sekunden lang, bis es weich und cremig ist.

Foodielover-Bowl:
enthält alles, was du brauchst (für 2 bis 3 Personen)

- Koche Quinoa oder (Vollkorn-)Reis als Grundlage für die Bowl.
- Wähle mindestens 3 verschiedene Gemüsesorten, die ein breites Farbspektrum abdecken. Ich nehme gern 100 g frischen Rotkohl, 1 große Karotte, 1 kleine Dose Kichererbsen und 6 rote Mini-Paprika.
- Schneide Rotkohl und Karotten in feine Streifen.
- Verteile die Kichererbsen und die Mini-Paprika in einer ofenfesten Form. Überträufele sie mit Olivenöl und gib Gewürze, Salz und Pfeffer dazu. Dann ab damit in den vorgeheizten Ofen (Umluft 180° C) und 20 Minuten garen lassen.
- Für das Dressing: 1 gehäufter EL Tahin auf 3 EL Sojajoghurt, dazu der Saft einer halben Zitrone, Salz und Pfeffer und etwas Wasser, damit es flüssiger wird.
- Richte auf deiner Quinoa- oder Reisbasis die Rohkoststreifen und das Ofengemüse an und gib etwas Dressing sowie 1 Handvoll Sesam pro Bowl darüber.
- Der besondere Pfiff: Garniere die Bowl mit einer halben Avocado oder gebratenem Tempeh.

PMS-Raw-Pralinen:
für Süßnasen (zum Teilen)

- Gib circa 140 g getrocknete Datteln und 60 g Feigen in eine Rührschüssel.
- Füge 150 g Mandeln oder gemischte Nüsse, 2 EL Mohn, 1 EL Mandelmus und – soweit vorhanden – 1 EL Maca-Pulver hinzu.
- Zerkleinere alles in einer Küchenmaschine oder mit einem starken Mixer. Wenn sich die Masse nicht gut rühren lässt, füge Wasser hinzu. Du möchtest eine klebrige, aber noch gut formbare Grundmasse erhalten.
- Um verschiedene Geschmacksrichtungen zu erzeugen, kannst du den Teig dritteln und jedes Drittel ein wenig anders veredeln, etwa mit Zimt, Vanille oder Kakao.
- Forme aus der fertigen Masse Pralinen.
- Abschließend kannst du die Pralinen in Kakaopulver, Kakaonibs, zarten Kokosflocken oder gefriergetrockneten Beerenstückchen wälzen.
- Im Kühlschrank halten sie sich eine gute Woche.

Ingwer-Zitronen-Extrakt:
der Alleskönner

- Schäle 200 g Ingwer und koche ihn 30 Minuten in 3 Liter Wasser aus.
- Reibe die Schale einer Bio-Zitrone hinzu. Achte darauf, dass das Weiße der Zitrone nicht in den Sud gelangt, denn das macht ihn bitter.
- Lass den Extrakt etwas abkühlen und gib erst dann den Saft der Zitrone hinzu. Süße nach Bedarf mit Honig.
- Für den letzten Kick kann ½ TL Kurkuma hinzugefügt werden.
- Aufbewahrung im Kühlschrank, zum Beispiel in einem Schraubglas oder in einer Flasche. Schmeckt heiß und kalt.

Bewegung: Aktiv zu mehr Wohlbefinden

In Kapitel 2 habe ich bereits ausführlich darüber geschrieben, wie wichtig Bewegung für unseren Organismus ist und dass Sport heilend auf unser PMS einwirken kann. Nun stelle ich die Gretchenfrage: Wie motivieren wir dich, ab sofort regelmäßig auf die Turnmatte zu gehen oder in die Turnschuhe zu schlüpfen? Menschen, die eine Sportroutine entwickeln, teile ich gern in zwei Extreme ein: diejenigen, die lieber kochen, und diejenigen, die lieber backen. Die kreativen Köche sind spontaner Natur und improvisieren auch gerne mal, um ins Schwitzen zu kommen. Die Bäcker halten sich lieber ganz genau an die Vorgaben eines Rezepts. Natürlich liegt für die meisten die Wahrheit irgendwo in der Mitte. Ich bin eine kreative Köchin. Wenn mir jemand sagt, dass ich 30 Minuten am Tag einen bestimmten Sport machen muss, nervt mich das total. Ich setze mich massiv unter Druck und beende das Vorhaben, regelmäßig zu trainieren, bevor ich richtig begonnen habe. Viele Menschen kochen und backen allerdings gerne nach Rezept. Für sie sind genaue Angaben perfekt: Welchen Sport sollen sie wann, wo und wie lange machen? Sie arbeiten ihr Programm ab und brauchen keine unnötigen Gedanken an die Planung zu verschwenden. Menschen, die eher zur Bäcker-Fraktion gehören, haben meiner Erfahrung nach etwas höhere Erfolgschancen auf ein langfristiges Engagement. Die bewusste Planung von Sporteinheiten ist allerdings in beiden Fällen sinnvoll.

Moment mal, und wie sollen kreative Köch*innen jetzt damit umgehen? Es geht hier weniger um einen fixen Termin als vielmehr darum, sich zu committen. Zu Beginn deines Trainings solltest du es nicht übertreiben und nicht gleich von null auf hundert beschleunigen. Wer langfristig am Ball bleiben möchte, darf nachsichtig mit sich sein. Es geht nicht darum, eine Leistung zu erbringen und aus dem Stand 5 km unter 30 Minuten zu laufen. Bei gesunder Bewegung geht es wirklich nur darum, ins Schwitzen zu kommen. Es ist völlig egal, wie schnell du läufst, wie viele

Kilometer du rockst oder wie viele Kilogramm Gewichte du stemmst. Die aktuellen Empfehlungen der WHO für sportliche Betätigung pro Woche kennst du bereits. Schon vergessen? Es sind:

- 150 bis 300 Minuten moderates Training oder
- 75 bis 150 Minuten intensives Training oder
- eine Kombination aus beidem.
- Eine Bewegungseinheit sollte dabei mindestens 10 Minuten dauern.

In einer vollen Woche lässt sich das gar nicht so leicht unterbringen. Dennoch ist es gerade für uns Vielsitzer und Sesselpupser wichtig, dem inneren Urzeitmenschen seinen Auslauf zu geben, der zudem ein wertvolles Ventil für Wut und Aggressionen ist. Wo soll der Frust über das langsame Computerprogramm oder Stress mit nervigen Vorgesetzten denn sonst hin? Fortschrittliche Unternehmen bieten Sportkurse für ihre Mitarbeiter*innen an, manche sogar in der Arbeitszeit. Sie haben gemerkt, dass mehr Bewegung ihre Angestellten gesünder, zufriedener und effizienter macht. Und was könnte sich ein*e Arbeitgeber*in mehr wünschen als Angestellte, die motiviert ihren Job machen und sich selten krankmelden? Homeoffice bietet heutzutage mehr Menschen denn je die Möglichkeit, Sport in ihren Tagesablauf zu integrieren, zum Beispiel in Form einer Joggingrunde in der Mittagspause anstelle des Kantinenbesuchs.

Was dir gut tut

» Ich versuche, mindestens einmal wöchentlich am Lunch-Flow im Yogastudio um die Ecke teilzunehmen. Im Mittagstief ist sowieso keine große Gehirnaktivität bei mir zu erwarten. Der Flow bringt mich zurück in meine Produktivität. «

So weit, so gut. Die Turnschuhe sind angezogen. Was kannst du alles tun, was zählt als Sport? Ich sage immer: alles, was mehr ist als ein leichter Spaziergang und dich zum Schwitzen bringt. Das kann alles Mögliche sein: Nordic Walking, Joggen, Yoga, Tai-Chi, Qigong, Ballsport, Schwimmen, Wandern, Radfahren, Krafttraining, Turnen, Klettern, Bouldern und vieles mehr. Deiner Fantasie sind keine Grenzen gesetzt. Manche werten sogar Sex als sportliche Aktivität. Das kommt sicher auf die ausgeübte Praktik an. Auf jeden Fall gibt es viele Möglichkeiten, dich zu bewegen. Finde heraus, was du gern machst. Als moderates Training wird definitionsgemäß eine körperliche Aktivität mittlerer Intensität verstanden, die du als leicht anstrengend wahrnimmst, bei der du dich noch unterhalten, aber nicht mehr singen kannst. Bei einem intensiven Training nimmst du die Bewegungen als anstrengend wahr, deine Atemfrequenz steigt deutlich an und du kannst dich dabei nicht mehr flüssig unterhalten. Aber Theorie hin oder her, finde heraus, wann du dich gern bewegst. Variiere verschiedene Sportarten. Bewegung darf dir Spaß machen. Eine konkrete Anleitung, wie du neue Routinen in dein Leben bringst, findest du in Kapitel 5 unter SMART Goals.

Wusstest du schon?

Sex ist nicht nur aus sportlicher Perspektive empfehlenswert. Körperliche Nähe und Orgasmen – zu zweit oder solo – lassen die Endorphine explodieren, dein natürliches Opium gegen Krämpfe, Schmerzen und Migräne.

Schlaf: Lade deine Batterien über Nacht auf

Bist du müde und erschöpft? Tagsüber nutzt dein Körper jede Möglichkeit, um etwas Schlaf zu erhaschen? Am Abend hingegen fällt dir das Einschlafen schwer oder du wachst mitten in der Nacht auf, weil die Gedanken kreisen, und kannst nicht mehr einschlafen? Dann bringt dir dein Schlaf weder in der Dauer noch in der Tiefe die Erholung, die du bräuchtest. Meister*in Propper, es wird Zeit für einen Frühjahrsputz deiner Schlafgewohnheiten!

Wie bekommst du heraus, wo es bei dir hakt? Beobachte einmal deinen Schlaf und halte deine Erkenntnisse schriftlich fest. Journaling ist die beste diagnostische Methode in der Medizin, die ich kenne, wenn es um die Beleuchtung essenzieller Lebensbereiche und Veränderungen des Lebensstils geht. Sie ist maximal erkenntnisreich, ermächtigt dich, deine Gesundheit selbst im Blick zu haben, und kostet kaum etwas.

Folgende Fragen können dir helfen, deine Schlafqualität besser zu beurteilen. Sie sind als Anregung gedacht, dein Schlafverhalten zu erkunden.

1. Wie beschreibst du deine Schlafqualität? (auf einer Skala in Schulnoten von 1 sehr gut bis 6 ungenügend)

2. Wie war im letzten Monat dein Müdigkeits-Level im Tagesverlauf? (auf einer Skala von 1 topfit bis 6 immer müde)

3. Hattest du im letzten Monat Schwierigkeiten, in Alltagssituationen, beispielsweise beim Einkaufen, bei Treffen mit Freunden oder beim Autofahren, wach zu bleiben?
   - [ ] Nein
   - [ ] Manchmal
   - [ ] Ja

4. Stellen folgende Punkte ein Problem für dich dar?
   - [ ] Einschlafen
   - [ ] Durchschlafen
   - [ ] Regelmäßige Bettzeiten
   - [ ] Regelmäßige Aufstehzeiten
   - [ ] Nickerchen im Tagesverlauf

- [ ] Schnarchen, lange Atempausen, Husten oder ruckartige Bewegungen beim Schlafen
- [ ] Partner*in oder Kinder, die dich am Durchschlafen hindern
- [ ] Albträume
- [ ] Schmerzen im Liegen
- [ ] Nächtlicher Harndrang
- [ ] Lange oder unregelmäßige Arbeitszeiten, zum Beispiel bei Schichtarbeit

5. Wie viele Stunden Schlaf bekommst du nachts?
   - [ ] 7 bis 9 Stunden
   - [ ] 6 Stunden
   - [ ] Weniger als 6 Stunden
   - [ ] Mehr als 9 Stunden

6. Wachst du nachts auf? Wenn ja, wie oft?
   - [ ] Nein
   - [ ] Ja, 1 bis 2 Mal
   - [ ] Ja, mehr als 2 Mal

7. Ist es ein Problem für dich, wieder einzuschlafen?
   - [ ] Nein
   - [ ] Manchmal
   - [ ] Ja

8. Wie fühlst du dich, wenn morgens der Wecker klingelt?
   - [ ] Fit und bereit für den Tag
   - [ ] Hundemüde
   - [ ] Ohne die Snooze-Taste läuft gar nichts

9. Bist du morgens ausgeschlafen?
   - [ ] In der Regel ja
   - [ ] Häufig nicht
   - [ ] Leider nie

10. Nimmst du Medikamente zum Schlafen?
   - ☐ Ja, immer
   - ☐ Selten
   - ☐ Nie

Bringen dich deine Antworten zum Nachdenken? Hast du vielleicht mehr Kreuze an Stellen gesetzt, die deine Schlafqualität beeinträchtigen, als du im Vorfeld gedacht hättest? Falls nein, cool. Dann ist der Schlaf nicht deine Baustelle. Falls doch, dann hast du nun konkrete Herausforderungen, an denen du gezielt arbeiten kannst. Mit einfachen Grundregeln kannst du deinen Erholungsschlaf von der Qualitätsstufe Prinzessin auf der Erbse Richtung Dornröschen befördern:

1. Versuche, jeden Tag zur gleichen Zeit ins Bett zu gehen und morgens zur gleichen Zeit aufzustehen.
2. Geh ins Bett, wenn du müde bist.
3. Mach kein Nickerchen nach 15 Uhr.
4. Mach Sport besser tagsüber statt abends.
5. Vermeide Alkohol, Nikotin, Koffein und große Mahlzeiten, bevor du ins Bett gehst.
6. Beende planungs- und organisationsintensive Aufgaben, die potenziell eher Stress auslösen, 3 Stunden bevor du ins Bett gehst.
7. Mach etwas Entspannendes vor dem Schlafen, wie ein Buch lesen oder meditieren.
8. Richte dir ein Einschlafritual ein, das 10 bis 15 Minuten dauert. Hör zum Beispiel eine dich entspannende Musik, mach Stretching-Übungen oder bereite dir einen Gute-Nacht-Tee zu.
9. Schaff dir deine ideale Schlafatmosphäre mit einem gemütlichen Bett und frischer Bettwäsche in einem gut gelüfteten, wohltemperierten Schlafzimmer.
10. Arbeite nicht im Schlafzimmer und schaue nicht im Bett bis tief in die Nacht Serien auf deinem Laptop oder Tablet.

11. Wenn du nachts aufwachst, deine Gedanken kreisen und du nicht mehr schlafen kannst, steh auf und mach eine Entspannungsübung.
12. Unterstütz deinen zirkadianen Rhythmus mit Licht am Tag und Dunkelheit am Abend. Vermeide abends blaues Licht.

Wenn du diese Tipps in Zukunft zu beherzigen versuchst, wirst du definitiv besser schlafen. Beginne mit dem, was dir leichtfällt oder Spaß macht. Bei mir war es das Gute-Nacht-Ritual. Mein Ritual besteht aus einer Tasse Tee vor dem Schlafengehen und einer kurzen Body-Scan-Meditation. Jeden Tag zur gleichen Uhrzeit ins Bett zu gehen und durchzuschlafen ist in meiner Lebensrealität mit Kleinkind und Nachtdiensten schwer umsetzbar. Aber ich bemühe mich, an den regulären Tagen ohne Nachtarbeit gegen 23 Uhr ins Bett zu gehen und gegen 7 Uhr aufzustehen. Übrigens, wenn am Abend die Lust zu groß ist, im Bett Serien zu schauen, drücke ich auch mal ein Auge zu. Oberste Priorität ist es, nachsichtig mit sich zu sein.

Lass bei Beschwerden lediglich deinen nun geschärften Blick über die oben angeführten 12 heiligen Regeln des Erholungsschlafes schweifen und überleg dir, an welchem Stellrad du als Nächstes drehen möchtest und kannst. Pflanzliche Einschlafhilfen wie Baldrian, Hopfen, Melisse, Passionsblume oder Lavendel können dich als Tee oder Tropfen unterstützen. Folgende Übungen helfen gut dabei, vor dem Einschlafen ruhig zu werden und den Gedankenkreisel zu stoppen.

- **Kurz und effektiv: Atme Unruhe aus, um Platz für Ruhe und Liebe zu schaffen.**
  Sauge beim Einatmen sämtliche Unruhe und kreisenden Gedanken aus deinen Poren auf und puste sie beim Ausatmen kraftvoll aus dir heraus. Fülle bei der nächsten Einatmung den frei gewordenen Raum mit Ruhe und Liebe, die sich beim Ausatmen in deinem Brustkorb ausbreiten darf. Wiederhole diese Übung, so oft du sie brauchst.

- **Mantra: Wenn du liegst, ruhst du dich bereits aus.**
  Im Bereitschaftsdienst in der Klinik passiert es mir häufiger, dass ich in einem halb wachen, halb schlafenden Zustand im Bett liege und die Gedanken kreisen. Warum schlafe ich nicht ein? Was ist, wenn mein Telefon gleich klingelt, der nächste Notfall hereinkommt oder, oder, oder? In solchen Fällen beruhige ich mich mit folgendem Mantra: *Auch wenn mein Kopf wach ist, schlafen meine Füße bereits. Auch wenn mein Kopf wach ist, schlafen meine Beine bereits.*
  Dann mache ich weiter mit den Händen, Armen, mit Po, Bauch, Rücken, Rumpf, bis ich gedanklich einmal durch den Körper gewandert bin. Das Mantra wirkt ähnlich wie der Body Scan und nimmt mir das schlechte Gefühl, »nur« im Halbschlaf zu sein, bis ich tatsächlich einschlafe.

Innere Einstellung: Die Kraft aus dem Geist

Das Gute zu sehen heißt nicht, die Augen vor dem Schlechten zu verschließen oder vollkommen verstrahlt in einem Flower-Power-Paralleluniversum zu leben. Prämenstruelle Beschwerden sind richtiger Mist, wie sollst du ihnen freundlich begegnen? Die positive Psychologie sagt, dass es einen großen Unterschied macht, ob du eine eher aufgeschlossene, in Potenzialen und Chancen denkende Haltung einnimmst oder mit einer niedergeschlagenen, resignativen »Das geht doch eh nicht«-Mentalität in der Opferrolle verharrst. Optimismus wird begleitet von positiven Emotionen wie Hoffnung, Dankbarkeit und Neugier. Sie öffnen dein Bewusstsein für Veränderung, unterstützen deine persönliche Weiterentwicklung und den Aufbau neuer Kompetenzen.

Wer offenen Herzens und aufgeschlossenen Geistes auf der Suche bleibt, wird fündig, nicht zuletzt durch Stärkung der eigenen Ressourcen, einer neu erworbenen Gelassenheit und Akzeptanz der Unkontrollierbarkeit des Lebens. Hier trifft Philosophie auf Medizin. Sarkastischer Pessimismus läuft im Negativen Gefahr, zu einer sich selbst erfüllenden Prophezeiung zu werden. So verführerisch und teilweise unvermeidlich Trübsal blasen auch sein mag, es wird dir nicht weiterhelfen. Folgende Methoden hingegen helfen, dein Bewusstsein hin zu Optimismus und Freude zu lenken, und das gibt dir gerade in schwierigen Zyklusphasen Rückenwind.

Das Prinzip Dankbarkeit

Ich bin so unendlich dankbar und stolz, dass ich es mir erlaube, die schönen Dinge des Lebens hervorzuheben und Erfolge zu feiern. Das ist eine der großen Errungenschaften meiner Persönlichkeitsentwicklung. Früher habe ich stundenlang Gedanken gewälzt und mich geärgert, wenn mir etwas Ungerechtes oder Schwieriges widerfahren ist. Positives lief so nebenbei als »Schön war's« oder als nicht weiter erwähnenswert.

Wie oft richtest du dein Bewusstsein auf die schönen Momente, Gerüche, Klänge, Begegnungen mit geliebten Menschen aus? Wie oft wird ein Tag überschattet von Katastrophenmeldungen oder von Dingen, die nicht gut laufen oder Schmerzen bereiten? Bei vielen Menschen überwiegt Letzteres, weil diese Situationen vom Unterbewusstsein als potenzielle Gefahr priorisiert werden. Unsere Sozialisation trägt sicherlich ihren Anteil daran. Doch das letzte Wort bei der Definition deiner Lebensrealität behältst du! Warum soll der wunderschöne Herbstspaziergang am Nachmittag weniger Wirkung auf dein Wohlbefinden haben als der blöde Stau auf der Autobahn am Morgen? Dankbarkeit ist eine fantastische Möglichkeit, dir das Gute und Schöne vor Augen zu führen und eine realistische, wohlwollende Gewichtung der Erlebnisse herzustellen. Schreib jeden Morgen drei Dinge auf, für die du heute besonders dankbar bist oder gestern warst. So startest du jeden Tag in einem Bewusstsein der Fülle.

Ein typischer Fehler bei Dankbarkeitsübungen ist, das Gute gleich wieder zu entwerten. Zum Beispiel: Gestern habe ich einen langen, erholsamen Herbstspaziergang gemacht, obwohl meine Tochter krank war. Das klingt auf den ersten Blick gut, aber du hast dir unterbewusst das Schöne durch die Krankheit deiner Tochter kleingeredet. Versuche, bei der Dankbarkeitsübung ohne Wenn und Aber bei rein positiven Aussagen zu bleiben, um ihnen den Raum zum Wirken zu geben.

Negative Glaubenssätze ermitteln und umformulieren

Glaubenssätze sind tief verwurzelte Überzeugungen in dir. Sie können positiv sein (»Ich bin gut so, wie ich bin.«) oder negativ (»Ich bin einfach nicht gut genug.«). Solche stark verallgemeinerten Ansichten wurden durch Erfahrungen in deiner Vergangenheit, häufig in der Kindheit, geprägt, beispielsweise bei Erlebnissen mit deiner Familie oder Freund*innen, in der Schule oder im Job. Bis heute haben sie unterbewusst Einfluss auf dein Verhalten und deine Selbstwahrnehmung. Diese negativen Glaubenssätze haben dich möglicherweise früher vor Enttäuschungen bewahrt. Frag dich einmal, ob sie heute noch passen. Oder schaden sie mittlerweile deiner Selbstwahrnehmung, behindern dich in deiner Entwicklung? Das gilt es herauszufinden und, falls ja, zu ändern. In meinen Gesprächen mit PMS-Betroffenen kommen nicht selten negative Glaubenssätze wie diese zum Vorschein:

- Mein Zyklus ist meine größte Schwäche.
- Mein Körper ist gegen mich.
- Ich bin unnormal.
- Menstruation ist ekelhaft.
- Ich schäme mich für meine Weiblichkeit.
- Ich bin nicht liebenswert oder: Ich bin unerträglich.
- Ich bin eine Belastung für andere.
- Ich bin nicht gut genug.
- Ich darf nicht faul sein.
- Ich kann mir keine Pausen leisten.
- Mir kann niemand helfen.

Glaubenssätze sind im Positiven und Negativen prädestiniert dafür, zu sich selbst erfüllenden Prophezeiungen zu werden. Sie können bei PMS-Beschwerden als Verstärker wirken. Irgendwie logisch, oder? Wenn du nicht faul sein darfst, ist kein Raum für Entspannung in der Lutealphase. Glaubst du, nicht liebenswert zu sein, kannst du dir schwerlich Fürsorge geben. Wenn dein Zyklus deine größte Schwäche ist, bekämpfst oder unterdrückst du ihn eher, anstatt ihn zu begrüßen, geschweige denn als Teil von dir zu lieben. Siehst du deinen Zyklus hingegen als Stärke und bist dir Selbstfürsorge wert, dann profitiert dein Wohlbefinden auf ganzer Linie.

Deine Glaubenssätze können deinen PMS-Frieden unterstützen. Also, wie gehst du deinen versteckten Glaubenssätzen auf den Grund? Ganz klar: Hand in Hand mit deinem Zyklus. Die Luteal- und Menstruationsphase verraten sie dir in Form von Selbstzweifeln, sie öffnen die Tore zum Unterbewusstsein. Nähere dich der Entstehungsgeschichte deiner Glaubenssätze mit detektivischem Spürsinn. Je genauer du sie erkennst, desto plausibler kannst du darlegen, dass sie heute keine Daseinsberechtigung mehr haben.

Hier ein Glaubenssatz aus meiner Kindheit, der mich viele Jahre hindurch blockierte, eine gesunde Sportroutine aufzubauen: Meine Sportlehrerin hat mir, als ich circa 10 Jahre alt war, eine Drei in Sport gegeben, weil ich ihrer Meinung nach zu dick war, um sportlich zu sein – so auf jeden Fall meine Erinnerung. Jetzt der Realitätscheck: War ich wirklich dick oder unsportlich? Nein. Hat der Glaubenssatz mir irgendwie geholfen? Damals vielleicht kurzfristig, um die Note zu akzeptieren. Hat er heute noch eine Berechtigung? Auf gar keinen Fall. Wie möchte ich stattdessen über mich denken? Ich mache jeden Sport, der mir Freude bringt, gerne und gut. Transformation, erster Teil: abgeschlossen. Ich hätte auch schreiben können, dass ich sportlich bin. Aber so schnell wollte mein Unterbewusstsein das 25 Jahre später nicht annehmen. Es ist total wichtig, dass der transformierte positive Glaubenssatz für dich authentisch ist, damit sich deine positive

Prophezeiung langfristig erfüllen kann. Inzwischen sage ich voller Überzeugung: »Ich bin sportlich.«

Die Methode, Glaubenssätze Schritt für Schritt zu verändern, kommt übrigens aus dem Neurolinguistischen Programmieren (NLP). Hast du schon einen negativen Glaubenssatz in dir entdeckt, der mit deinem Zyklus oder mit PMS-Beschwerden in Verbindung stehen könnte? Du hast das nötige Handwerkszeug, um deine Transformation zu starten. Bitte mach diese Übung nicht allein, wenn du ein Trauma in deiner Vergangenheit vermutest oder dich dazu nicht bereit fühlst. Speziell ausgebildete Coaches oder Psychotherapeut*innen können dich unterstützen.

Wusstest du schon?

Damit sich ein neuer positiver Glaubenssatz verfestigt, darfst du ihn täglich wiederholen, leise oder laut. Schreib ihn zum Beispiel auf ein Post-it, das du neben den Badspiegel klebst. Platziere ihn da, wo du ihn jeden Tag siehst.

Affirmationen für eine positive Einstellung zum Zyklus

Wenn du gezielt an einer positiven Einstellung zum Zyklus arbeiten willst, habe ich hier einige Vorschläge für dich, die von Herzen kommen. Probier es einmal aus! Such dir dafür einen ruhigen Platz, setz dich bequem hin und sprich die Sätze, die sich für dich stimmig anfühlen, laut aus oder denke sie still für dich.

*Ich bin wundervoll. Ich bin nicht mein PMS. Ich bin ein zyklisches Wesen und darf meinen Zyklus in all seinen wunderbaren Facetten ausleben. Ich bin genug. Ich bin gut so, wie ich bin. Ich bin ein wunderbarer Mensch. Ich bin ein*e Superheld*in. Ich halte mein Leben in meinen Händen. Mein Zyklus ist mein*e beste*r Freund*in. Ich bin Expert*in für meinen Zyklus. Meine Biologie ist perfekt. Lieber Körper, danke, dass du da bist und mich zu mehr Gesundheit leitest. Danke, Zyklus, dass du mir eine neue Dimension des Erlebens eröffnest und mir deine Superkräfte schenkst.*

Fragen an dich

1. Führst du schon ein Zyklustagebuch? Nutze gern mein Zyklusblatt (QR-Code zum kostenfreien Download auf S. 103) oder das Tagebuch, das du über meine Website beziehen kannst.

2. Betrachte einmal deine Verhütungsgeschichte. Wie verhütest du heute? Bist du zufrieden? Wenn nein, informiere dich und verschaffe dir Klarheit über deine Wünsche und Erwartungen.

3. Gibt es einen komplementären Ansatz, der dich neugierig gemacht hat? Unter www.mindfulmedicalwomen.com findest du viele ganzheitliche Expert*innen aus meinem Netzwerk.

4. Weißt du noch, wie deine Energiebatterie aussieht? Such dir aus den Punkten am Pluspol einen aus und tanke noch heute Energie. Na gut, spätestens morgen!

5. Konnte ich deinen Appetit auf eine zyklusgerechte Ernährung wecken? Experimentieren ist erlaubt! Mehr Inspiration findest du auf meiner Website.

6. Ein kleiner Sport-Reminder: Heute schon ins Schwitzen gekommen? *Go for it!*

7. Heute schon gelacht? Ob mit Freunden, im Lachyogakurs oder einfach mal so zwischendurch. Gönn dir die Endorphine.

Kapitel 4:

Mit dem gesellschaftlichen Tabu brechen

»Die hat doch bestimmt ihre Tage, so zickig, wie die ist.« Sexistische, grenzüberschreitende Kommentare zum Zyklus sind in unserer Gesellschaft weit verbreitet. Manchmal offensiv vorgetragen, manchmal hinter vorgehaltener Hand geflüstert. Ich erinnere mich noch gut an eine Situation im OP-Saal, als ich wegen starker PMS-Krämpfe und Übelkeit als Assistentin abtreten musste. Meine männlichen Kollegen sorgten sich zwar, witzelten aber, dass ich wohl schwanger sei oder Endometriose haben müsse, um den peinlichen Moment zu überspielen. Ich habe geschwiegen, mich geschämt und mir von der Anästhesiepflegerin intravenös Schmerzmittel geben lassen. Nicht selten machen Menstruierende sich selbst oder gegenseitig klein. Sätze wie: »Da muss jede durch« oder: »Stell dich nicht so an« helfen niemandem weiter. Ich bin überzeugt: Wir dürfen gemeinschaftlich und lautstark mit Vorurteilen und Scham vergangener Zeiten brechen. Lass uns einmal gemeinsam einen Blick darauf werfen, wie das schlechte Image des Zyklus überhaupt entstanden ist und wie wir es heute für uns formen können.

Menstruation früher und heute

Die Geschichte der Menstruation ist von Scham, Ekel, Verheimlichung, Mythen und Sünde geprägt. Hatte die Fruchtbarkeitsgöttin in der Frühgeschichte ein zwar furchteinflößendes, aber durchaus ehrenwertes Image, wandelte sich das Bild der Frau in der Antike zu einem »Mängelwesen«. Unwissenheit und die Minderwertigkeitskomplexe von Patriarchen haben zu allerhand *Mansplaining* geführt, aus welchen Gründen biologische Frauen weniger wert sein könnten als Männer.

Die Menstruation bot den Gelehrten früherer Zeiten die optimale Spielwiese und Projektionsfläche: So sah der griechische Philosoph Pythagoras den Grund für die Menstruation darin, dass

Frauen zu viel äßen und die überschüssigen Nährstoffe ausscheiden müssten. Hippokrates, auf den ich als Ärztin meinen Eid geschworen habe, nahm an, dass Frauen wegen ihrer mangelhaften Konstitution hin und wieder Körpersäfte ausscheiden müssten. Sie seien zu warm, zu feucht und zu durchlässig. Tatsächlich erkannte er bereits zyklusabhängige Stimmungsschwankungen, führte diese aber auf eine Blutabflussstörung zurück. Aristoteles wiederum war der Meinung, Menstruationsblut sei eine Art minderwertiger Samen. Immerhin hatte er begriffen, dass es da eine Verbindung zum Kinderkriegen geben musste, und billigte der Frau eine Nebenrolle bei der Entstehung von Nachkommen zu.

Und selbst Frauen – wie sollte es anders sein? – machten sich für ihre Menstruation nieder. Hildegard von Bingen, die Vorreiterin der Naturheilkunde, meinte im Menstruationsblut neben einem wichtigen Zeichen der Fruchtbarkeit die Strafe Gottes zu erkennen (du erinnerst dich an Eva, die den Apfel stahl und uns allen das Paradies versaute?). Die großen Weltreligionen sind sich in ihren alten Schriften ziemlich einig, dass die Menstruation schändlich und schädlich ist. Dem berühmten Arzt Paracelsus zufolge war Menstruationsblut sogar das stärkste Gift der Welt: Es könne Lebensmittel verderben und die Männer blind, krank oder – schlimmer noch – impotent machen.

Als sich die Evolutionstheorie im 19. und 20. Jahrhundert verbreitete, wurde Frauen angeraten, zum Schutz vor ihrer Menstruation lieber dauerhaft schwanger zu sein. Sigmund Freud entwickelte die wahnwitzige Theorie, dass die Gebärmutter bei Stimmungsschwankungen wütend werde, weil sie kein Kind austragen dürfe. Der Rechtsmediziner Richard von Krafft-Ebing beschrieb in seinem Werk *Psychopathia sexualis* (1886) die Frau als wildes Monster von niederer Intelligenz, das wegen ihrer Menstruation sogar kriminell werden könne. Immerhin wurde ihr in einem solchen Fall Strafmilderung eingeräumt. In den Therapieversuchen gegen prämenstruelle Beschwerden häuften sich Grausamkeiten wie die Elektroschocktherapie, der Einsatz von Drogen oder die operative

Entfernung von Gebärmutter und/oder Eierstöcken mit hoher Komplikationsrate.

Puh, ein ganz schön dickes geschichtliches Brett, das wir da durchsägen dürfen. Eine feine, leise Handsäge reicht dafür nicht aus. Wir brauchen eine große, laute Kreissäge wie in der Holzschneideabteilung im Baumarkt, mit viel *Women Power.* In den Dreißigerjahren begann schließlich die wissenschaftlich basierte Forschung zum PMS, das übrigens erst 1954 seinen Namen erhielt. Ungefähr zu dieser Zeit wurde auch offiziell das Geheimnis gelüftet, dass Menstruationsblut nicht giftig ist und Menstruationsschweiß, was immer das sein soll, keine materiellen Schäden an Universitäten oder Arbeitsstellen anrichtet. Doch wie es bei reinen »Frauenkrankheiten« so ist, die Mühlen der Wissenschaft, deren Interessenvertreter meist männlicher Natur sind, mahlen sehr, sehr langsam. 70 Jahre später haben wir immer noch kaum evidenzbasierte Klarheit darüber, was eigentlich zum PMS führt und wie wir es bekämpfen können. Betroffene und Gynäkolog*innen stehen weiter auf dem Schlauch. Ich habe weder in der Uni noch während meiner Ausbildung zur Fachärztin so richtig etwas über das PMS erfahren. Alles, was ich darüber gelernt habe, ist auf mein eigenes Interesse an diesem Thema zurückzuführen.

Als Assistenzärztin habe ich oft die Augen verdreht, wenn mich schon wieder ein Mensch mit Zyklusbeschwerden am Wochenende oder in der Nacht belästigte. »Eine Simulantin oder Psycho. Die hat doch nichts«, höre ich noch mich und meine Kolleg*innen jammern, weil wir völlig überlastet waren. Warum eigentlich machen wir Menstruierende uns gegenseitig so fertig? Als ob jemand in seiner Freizeit ohne Grund in eine Klinik gehen würde, um Ärzt*innen zu ärgern! Die Menschen kommen, weil sie starke Schmerzen haben, weil sie verängstigt sind, weil sie sich schämen und weil sie sich nicht zu helfen wissen. Deshalb lautet meine Mission: Aufklärung.

Viele, vielleicht sogar die meisten Menschen, die ich kennenlerne, sind nicht richtig aufgeklärt. Ich war es auch nicht. Bist du es? Schäm dich bloß nicht, wenn du noch Fragen hast. Geh ihnen lieber nach. Denn deine Scham blockiert dich, kann Schmerzen verursachen und befeuert die Ungleichberechtigung. Aufklärung läuft in unserer Gesellschaft über die Eltern, Schulen, Initiativen oder Ärzt*innen. Hast du Glück, sind diese offen in der Kommunikation und gut aufgeklärt. Hast du Pech, geben sie dir unbewusst ihre Einstellung weiter, die Sexualität tabuisiert und in der Menstruation einen Fluch sieht. Viel Aufklärung findet zudem über das Internet und die Medien statt. Du findest entsprechende Kanäle auf YouTube sowie gute Beiträge als Podcasts und in den sozialen Medien.

Firmen wie *einhorn* oder *The Female Company* gehen mit Menstruation und Sexualität an die Öffentlichkeit, ohne ein Blatt vor den Mund zu nehmen, es gibt sogar sexpositive feministische Pornografie wie bei Erika Lust. All dies bricht mit Tabus, klärt auf, inspiriert und schickt die Scham in die Wüste. Doch solange große Tampon- und Bindenhersteller mit Slogans für mehr Diskretion, Sauberkeit und Sicherheit werben, als wäre die Menstruation ein schmutziges, gefährliches Geheimnis, solange selbst ernannte Frauenversteher meinen, Menstruierende hätten auf einen pinken Handschuh zum Tamponwechsel gewartet, um sich endlich nicht mehr die Finger blutig machen zu müssen, solange Marathonläuferinnen Shitstorms über sich ergehen lassen müssen, weil, oh Schreck, ein Blutfleck auf ihrer Shorts zu sehen war, und solange es möglich ist, dass selbst ein inzwischen ehemaliger US-Präsident sich erdreistet, öffentlich Menstruations-Shaming zu betreiben, müssen wir unsere Stimmen noch viel lauter erheben.

1978 teilte die Frauenrechtlerin Gloria Steinem im *Ms. Magazine* in ihrem Artikel »If Men Could Menstruate« ein großartiges Gedankenexperiment mit der Welt. Wenn Männer menstruieren würden, so ihre Überzeugung, würden sie ihre Menstruation stolz bezeugen. Länge und Stärke statt Penisvergleich. Dass Frauen dann benachteiligt werden würden, läge auf der Hand, gerade weil sie nicht bluten und neues Leben in die Welt bringen könnten. Vielleicht gäbe es PMS-Wellness-Tempel für Männer, als Dank für ihren Dienst an der Allgemeinheit. Menstruationsutensilien wären natürlich gratis. Die Forschung zum PMS wäre mit Sicherheit weiter als jetzt, wahrscheinlich gäbe es sogar einen eigenen Bundestagsausschuss dafür. Ich kann dir nur wärmstens empfehlen, ihren Artikel zu lesen, ebenso wie das Buch *Periode ist politisch – ein Manifest gegen das Menstruationstabu* von Franka Frei. Beides hat mich sehr inspiriert. Wie wäre es, wenn wir unsere Einstellung zur Menstruation auf männliche Weise aufpolierten? Ich sehe eine große Zukunft, *Retreats* und *Period Power* vor uns. Das PMS würde in seiner vollen Tragweite anerkannt werden, und es würde alles dafür getan, dass es bald nur noch eine Randerscheinung wäre.

Abschließen möchte ich den kleinen Ausflug in die Geschichte mit einer der wenigen schönen Traditionen, auf die ich gestoßen bin: dem Initiationsritus. In vielen indigenen Volksgruppen und auch in der Familie eines Kumpels aus Hamburg, der zwei Schwestern hat, wird die erste Menstruation gefeiert. Im Kreise erfahrener Frauen werden die Mädchen liebevoll und in Ruhe in das Geheimnis der Weiblichkeit und ihrer Superkräfte eingeführt. Und es gibt Geschenke. So möchte ich es mit meiner Tochter auch halten und die Menstruation von Anfang an würdigen und feiern für das, was sie ist: eine Superkraft, die Leben schafft.

PMS im Arbeitsumfeld

Die Menstruation gehört an den Arbeitsplatz und das PMS auf den Schreibtisch. Echt jetzt? Dafür müsste man sich doch zu weit aus der eigenen Komfortzone herausbewegen. Dann lieber Schmerzen aushalten, Fehltage in Kauf nehmen und das Klischee erfüllen, einfach nicht konstant leistungsfähig zu sein, oder? Nö! Aufklärung beginnt zu Hause, geht weiter in der Schule und darf auch dein Büro erreichen. Warum? Ein Zitat aus dem Magazin *Neue Narrative* bringt es auf den Punkt: »Denn die Missachtung der Menstruation steht sinnbildlich für veraltete Strukturen, die auf männliche bzw. nicht-menstruierende Mitarbeiter ausgelegt sind. Und damit ist die Beschäftigung mit der Periode direkt mit Gleichberechtigung verbunden.« Die Sache ist also politisch: Es geht um deine Gesundheit und es geht sogar um Wirtschaftlichkeit. Allein die EU kostet ihre Zyklusignoranz jährlich über 100 Milliarden Euro an Krankheitstagen und verminderter Produktivität, nur weil Menstruierende im Arbeitskontext zu wenig Unterstützung während der Periode erfahren.

Wusstest du schon?
Eine niederländische Studie zeigt, dass berufstätige Frauen wegen menstruationsbedingter Herausforderungen im Durchschnitt 1,3 Krankheitstage und 7,6 in ihrer Produktivität eingeschränkte Arbeitstage pro Jahr haben.

Stress, Druck und Lärm wirken sich negativ auf die prämenstruelle Phase und deine Menstruationserfahrung aus, Unterstützung und Wertschätzung hingegen positiv. Du weißt inzwischen, was dir in dieser Zeit guttut und was dir schadet. Mach dir doch mal ein paar Gedanken, wie du dein Arbeitsumfeld zyklusfreundlicher gestalten könntest. Was könnte dein*e Arbeitgeber*in für dich tun? Hier ein paar Ideen:

- **Bereitstellen von Menstruationsartikeln und PMS-Helferlein:** Gerade Menstruierende mit unregelmäßigen Zyklen oder starken Blutungen haben Angst davor, am Arbeitsplatz von der Menstruation überrascht zu werden. Sind Binden oder Tampons vor Ort, ist das obsolet. Utensilien wie die Office-Wärmflasche, ein Vorrat an dunkler Schokolade, frischem Ingwer und Kräutertees helfen bei Beschwerden und vermitteln Anerkennung und Wertschätzung.
- **Einrichten von Ruhezonen und die Etablierung einer Pausenkultur:** Jeder Mensch braucht Pausen, nicht nur

Menstruierende. Erholungsmöglichkeiten steigern die Zufriedenheit und Produktivität aller Mitarbeiter*innen.

- **Offene Kommunikation über Menstruation und Ernennung von Ansprechpartner*innen:** Moderne Arbeitgeber*innen dürfen ein Ohr für die Bedürfnisse ihrer Mitarbeiter*innen haben. Und moderne Arbeitnehmer*innen dürfen lernen, diese offen zu kommunizieren, damit jede*r weiß, was Phase ist. Besonders fortschrittliche Unternehmen haben dafür eine*n geschulte*n Community-Manager*in oder eine*n Menstruationsbeauftragte*n.
- **Flexible Gestaltungsmöglichkeiten am Arbeitsplatz und bei der Arbeitszeit:** Das geht von Homeoffice über Gleitzeit bis hin zur Möglichkeit, zwischendurch mal ganz offiziell die Beine hochlegen zu dürfen. Wichtig sind transparente Regelungen, die für alle gelten und nachvollziehbar sind. Da ich selbst im Krankenhaus im Schichtdienst arbeite, weiß ich, dass sich so etwas nicht in allen Berufszweigen einfach umsetzen lässt. Hier wäre es ein Anfang, deine Zyklusphasen bei der Dienstplangestaltung zu berücksichtigen. Und sollte der Nachtdienst doch in die PMS-Zeit fallen, versuche, dich gezielt mit Energietanken darauf vorzubereiten und auf der Arbeit deinen Energiestatus zu kommunizieren.
- **Gesundheitstage für alle**: Menschen nutzen dem Arbeitsmarkt nur, wenn sie gesund sind und in ihrer Kraft stehen. Betriebliche Gesundheitsmaßnahmen stärken die Gesundheit, inspirieren und zeugen von Wertschätzung. Das können beispielsweise Kurse zum Umgang mit Stress und zu gesunder Ernährung sein, aber auch ein Abo fürs Fitnessstudio oder eine innerbetriebliche Yogastunde, idealerweise in der Arbeitszeit.
- **Offenes Zyklustracking:** Wenn du deinen Zyklus trackst, weißt du ganz genau, in welcher Phase der Pitch des neuen Projekts am besten ankommt und wann du dich lieber im ruhigen Kämmerlein in die Finanzanalyse eingräbst. Diese Effektivitätssteigerung kommt dir und der Chef*innen-

etage zugute. Ganz mutige Pionier*innen könnten das Experiment wagen, einen gemeinsamen Zykluskalender im Team zu teilen. Die Farbkodierung der vier Zyklusphasen reicht als Info, um das gegenseitige Verständnis zu erhöhen.

Wusstest du schon?
Eine US-amerikanische Studie aus dem Jahr 2013 hat herausgefunden, dass ein Unternehmen pro Mitarbeiter*in weniger als 5 Dollar im Jahr ausgeben müsste, um Menstruationsartikel bereitzustellen – eine vergleichsweise geringe Investition, die für viel Wohlbefinden und Wertschätzung sorgt.

Was ist **Menstruationsurlaub**? Zunächst einmal: Das ist kein Urlaub. Menschen, die wegen ihrer Menstruationsbeschwerden zu Hause bleiben, haben alles andere als »la vida loca«. Daher bevorzuge ich die Begriffe **menstruationsfrei** oder **Menstrual Leave**. Im Grunde genommen beschreibt dies eine Möglichkeit, die Arbeitszeiten wegen Zyklusbeschwerden flexibel zu gestalten und dies auch offen zu kommunizieren. Dabei gibt es weltweit unterschiedliche Varianten, die dafür bezahlten oder unbezahlten Urlaub, Flexzeit oder Homeoffice vorsehen.

Der Menstrual Leave ist keine neumodische Erfindung, sondern wurde in asiatischen Ländern wie Japan, Südkorea und Indonesien schon in den Fünfzigerjahren gesetzlich festgeschrieben. Wie er dort in der Praxis umgesetzt wird, steht natürlich auf einem anderen Blatt. Gut 70 Jahre später hat Spanien 2022 als erstes europäisches Land den Menstrual Leave in der Gesetzgebung verankert. In Deutschland ist eine entsprechende Regelung bisher nicht vorgesehen. Prinzipiell haben wir hierzulande zwar auch die Möglichkeit, bei Zyklusbeschwerden zu Hause zu bleiben, indem wir uns krankschreiben lassen. Allerdings führt diese Umgehungsstraße erneut zu Scham, weiterem Versteckspiel und Schwächung unseres Selbstbewusstseins – Zyklusbeschwerden sind schließlich keine Krankheit. Dank der weitverbreiteten Ignoranz dem Zyklus gegenüber können sie aber zu einer werden.

Daher setze ich mich für den Menstrual Leave ein, um die Sinne unserer Umwelt für ein bedürfnisorientiertes, wertschätzendes Miteinander zu schärfen und die Chancengleichheit zu stärken. Übrigens bin ich der Meinung, dass Nicht-Menstruierende derartige Regelungen genauso für sich in Anspruch nehmen sollten, wenn es ihnen nicht gut geht, und zwar bevor eine Krankheit entsteht. Kritiker*innen befürchten, dass ein Menstrual Leave von Faulenzer*innen ausgenutzt werden könnte. Dieses Risiko halte ich für überschaubar bis irrelevant, denn Vertrauen und Selbstverantwortung sind die Werte, die Unternehmen in eine nachhaltige Zukunft und Produktivität tragen werden. Zufriedene Mitarbeiter*innen, die Wertschätzung erfahren, werden sich hüten, ihrem Unternehmen zu schaden.

Umgang mit PMS im Familienalltag

Wie wäre es, wenn du deine Familie in dein PMS miteinbezögest? Du meinst, das geht nicht? Dein*e Partner*in oder Kinder haben keine Antennen dafür? Du hast Angst, nicht ernst genommen zu werden? Abgesehen davon, wer soll deine Aufgaben im Haushalt erledigen, wenn du dich ausruhst? Gib deinen Familienmitgliedern die Chance, dich zu verstehen und dir zu helfen. Sie lieben dich und möchten, dass es dir gut geht. Du bist und bleibst, wer du bist, nur bist du dazu noch ehrlich, verletzlich und authentisch. Die überempfindliche Reaktion auf Sexualhormone lässt deine Gefühle Achterbahn fahren. Doch du hast Einfluss auf das Tempo und deine Mitfahrer*innen.

Dass ich meinen Partner einbezogen habe, hat unsere Beziehung sogar gestärkt. Mit meiner Tochter spreche ich von klein auf über den Menstruationszyklus, um erst gar keine Scham aufkommen oder Barrieren entstehen zu lassen. Durch offene und immer klarer werdende Kommunikation ist eine große Last von mir gefallen. Sie ruht nun auf mehreren Schultern, ohne mein Umfeld mehr zu belasten als zuvor.

Mit den folgenden zehn Tipps zum Umgang mit PMS habe ich Aufmerksamkeit für den Zyklus in meinen Familienalltag gebracht und so mir und meiner Familie den Umgang damit erleichtert:

1. Teile deiner Familie mit, wie du dich fühlst, wenn dir danach ist. »Heute bin ich voller Energie, das könnte an meiner Follikelphase liegen.« Oder: »Das Aufräumen strengt mich richtig an, die Menstruation rückt näher.« So gewöhnt ihr euch gemeinsam daran, dass du deine Bedürfnisse im Zyklus äußerst. Dann erfährt deine Familie nicht erst davon, wenn es mit übelster Laune aus dir herausbricht, weil der Druck im PMS-Kessel zu groß geworden ist. Was sich am Anfang übertrieben oder merkwürdig anfühlen kann, wird schnell zu einer Routine, die richtig Spaß macht.
2. Mach klare Ansagen, mit konkreten Vorstellungen, was du dir von deiner Familie wünschst. Um das kommunizieren zu können, darfst du dir erst mal selbst darüber im Klaren werden. Schreibe vergangene Szenarien auf, die sich schon oft wiederholt haben. Überlege, welche Worte du wählen und welche Reaktionen du dir in diesen Momenten wünschen würdest. Teile danach deine Erkenntnisse mit deiner Familie.
3. Bleibe in Gesprächen bei Ich-Botschaften. Versuche, niemanden mit Worten oder im Ton anzugreifen. Ein hingeworfenes »Hör auf zu schmatzen, du nervst!« kannst du weniger emotional überfrachtet und mit einer erklärenden Äußerung ausdrücken, etwa so: »Mir würde es helfen, wenn du nicht schmatzt, weil mir das Geräusch Kopfschmerzen bereitet und mich wütend macht.« Zudem ist die Chance, dass dein Gegenüber deinem Wunsch nachkommt, deutlich höher, wenn die Formulierung nicht anklagend, angreifend oder beleidigend ist.

4. Ich bin ein großer Fan davon, alles anzusprechen und auszudiskutieren, es sei denn, du steckst gerade in der heißen PMS-Phase. Wenn der kleinste Anlass dein Fass zum Überlaufen bringt, lohnt sich die Diskussion nicht. Vermeide jetzt, wenn möglich, Themen mit hohem Konfliktpotenzial. Sollte es doch eskalieren, handele mit deiner Familie ein Codewort aus, das in diesen Fällen den Zwist sofort vertagt.
5. Wenn dir alles über den Kopf wächst, bitte deine Familie um Hilfe. Das könnte so klingen: »Liebe Familie, heute ist Tag 20 in meinem Zyklus. Ich brauche meine Ruhe, um auch in den nächsten Tagen für euch da sein zu können. Heute möchte ich kein Abendessen kochen, die Wohnung aufräumen oder die Kinder ins Bett bringen.« Ich weiß nur zu gut, wie schwer es ist, Mama-Routinen zu durchbrechen. Aber genervt und von Schmerzen geplagt haben deine Liebsten auch nichts von dir.

Was dir gut tut

» Niemand erwartet von dir, dass immer alles perfekt aufgeräumt ist – außer vielleicht du selbst. Verabschiede dich von zwanghafter Perfektion. Das Aufräumen lässt sich auch prima an deine Mitbewohner*innen delegieren. «

6. Plane vorausschauend Entlastung für die Luteal- und Menstruationsphase ein, zum Beispiel in Form von Babysittern oder einem Ausflug deiner Familie zu den Schwiegereltern. So hast du mehr Zeit für dich und kannst auch mal die Füße hochlegen.
7. Kläre deine Kinder über den Menstruationszyklus auf. Das kann im Grunde nicht früh genug stattfinden. Meine Tochter versteht mit ihren 3 Jahren schon, dass ich einmal im Monat blute und dann etwas Ruhe brauche. Ich zeige ihr das Blut beim Abwischen auf der Toilette, um gleich falscher Scham oder Ekel entgegenzuwirken.

8. Sorge ohne schlechtes Gewissen für deine Bedürfnisse. Eltern fällt das häufig schwer, weil die Familie an erster Stelle steht. PMS hin oder her – gegen die eigenen Bedürfnisse zu leben, ist auf Dauer für niemanden gesund. Sei ein gutes Vorbild, indem du dich um dich kümmerst.
9. Erwarte nicht von heute auf morgen Verständnis und Rücksichtnahme. Die Antennen deiner Familie dürfen ebenso wachsen wie die deinen. Werde nicht müde anzusprechen, wenn du dich missverstanden fühlst oder Unterstützung erwartest.
10. Lies diese zehn Tipps noch mal gemeinsam mit deiner Familie und sprecht darüber.

Wusstest du schon?

Die Idee mit den Ich-Botschaften stammt nicht von mir, sondern aus Marshall B. Rosenbergs Konzept der Gewaltfreien Kommunikation. Sie unterstützt dich dabei, mit dir selbst und anderen in eine einfühlsame Verbindung zu gehen. Prädikat »superwertvoll«!

Fragen an dich

1. Wie wurdest du aufgeklärt? Fühlst du dich heute gut aufgeklärt? Tausch dich dazu gern mit deinen Freund*innen aus.

2. Welche Einstellung hatte deine Mutter zur Menstruation? Was hast du davon übernommen?

3. Wo liegt dein Menstruationstabu? Wo empfindest du Scham oder Ekel und warum eigentlich?

4. Wie könnte dein Arbeitsplatz zyklusgerechter gestaltet werden? Was würde dir helfen? Kannst du jemanden darauf ansprechen?

5. Beginne mit deiner Familie über dein PMS zu reden. Mach in dieser Woche mindestens zwei Kommentare zu deinem zyklischen Befinden. Wenn du dich damit wohlfühlst, teile mit ihnen meine zehn Tipps zum Umgang mit PMS.

6. Hattest du einen Initiationsritus und hast Geschenke zu deiner ersten Menstruation bekommen? Falls nein, beschenke dich noch in diesem Monat anlässlich des Wunders deiner Weiblichkeit.

Kapitel 5:

Lebe in Frieden mit deinem Zyklus

Wie du langfristig im Einklang mit deinem Zyklus bleibst? Das ist nun die letzte große Preisfrage. Gute Vorsätze sind schnell gefasst. Tatkräftig in die Umsetzung zu gehen und die gesunden Routinen auf Dauer beizubehalten, ist eine enorme Herausforderung. Zum Glück stellen sich viele Menschen diese Frage und haben smarte Vorgehensweisen gefunden.

Mit SMART Goals zu gesunden Routinen

Modernes Zielemanagement funktioniert mit smarten Zielen. Das Akronym SMART steht für spezifisch, messbar, attraktiv, realistisch und terminiert. Dieses Rad wurde zwar in der Wirtschaft erfunden, aber du kannst es genauso gut für private Vorhaben wie das Verinnerlichen von gesunden Routinen verwenden. Ich nutze gerade die SMART-Technik, um eine beständige Meditationsroutine in meinem Leben zu verfestigen. Und so funktioniert's:

- **S für spezifisch:** Formuliere eindeutig und klar, was du erreichen willst. »Ich möchte ab heute an mindestens 5 Tagen die Woche 20 Minuten meditieren.«
- **M für messbar:** Dein Ziel soll qualitativ in Werten oder quantitativ messbar sein. In meinem Fall: »20 Minuten an 5 Tagen die Woche«.
- **A für attraktiv:** Das Ziel soll dich ansprechen und motivieren. »Die Meditationsroutine stärkt meine Resilienz, Achtsamkeit und Gehirnkapazität. Meinen turbulenten Alltag erlebe ich deutlich gelassener und erfüllter.«
- **R für realistisch:** Das Ziel soll im Rahmen des dir Möglichen liegen. »20 Minuten möchte ich jeden Tag dafür freischaufeln.« Ich starte lieber auf einem unteren bis mittleren Level, denn mehr geht immer.

- **T für terminiert:** Du solltest möglichst genaue zeitliche Angaben machen. In meinem Fall: »20 Minuten an mindestens 5 Tagen die Woche ab heute«. Ich hätte auch »20 bis 30 Minuten jeden Morgen« schreiben können, was meiner Wunschvorstellung entspricht. Allerdings wäre das ungenauer und, wie schon gesagt, zurzeit nicht realistisch.

Manche ergänzen zudem ein **I für integriert.** Steht dein Ziel in einem großen Zusammenhang, sollte es natürlich zum Ganzen passen. Meine Vision ist es, anderen Menschen das Konzept des achtsamen, gesunden Lebensstils näherzubringen und dies auch für mich zu leben. Da ist die Meditation ein guter Baustein.

Ob nun SMART oder SMART+I – dieses Konzept bietet dir Struktur und Messbarkeit, etwa um Routinen langfristig beizubehalten. Es wäre eine Lüge, würde ich behaupten, dass es ein Leichtes wäre. Gerade in Notsituationen, wenn man gestresst und überanstrengt ist, wirken gewohnte Muster wie ein sicherer Hafen. Es dauert eine Weile, bis dir deine neuen, gesunden Muster vertrauter sind als die schädlichen alten. Erschwerend kommt hinzu, dass dein Umfeld eher das Bekannte fördert, denn Ungewohntes wirkt auf die meisten Menschen beängstigend.

Geraten die Routinen ins Wanken, kannst du dich jederzeit auf die fünf Säulen der Gesundheit besinnen: Resilienz, Ernährung, Bewegung, Schlaf, innere Einstellung. Urteile nicht zu hart über dich, wenn mal etwas nicht so läuft, wie du es gerne hättest. Du bist ein Mensch, kein Roboter. Das Geniale an den gesunden Routinen ist, dass du jederzeit ohne schlechtes Gewissen wieder einsteigen kannst, ohne bei null anfangen zu müssen. Du darfst zwischendrin ruhig die Zügel lockerer lassen und kreativ werden. Meine 20 Minuten Meditation bestehen auch schon mal aus zwei Teilen, wenn es anders nicht geht, zum Beispiel aus einer Savasana nach der Yoga-Session und einem Body Scan zum Einschlafen. Die folgenden inneren Einstellungen unterstützen mich dabei, meine Routinen beizubehalten:

- **Mach es dir leicht und schön:** Bette deine Routine auf Wölkchen. Ich habe mir gerade erst wieder einen Meditationsplatz schick gemacht mit einer Kerze, einem Duftöl und meinem wunderschön bestickten, bequemen Meditationskissen, das mir meine Freundinnen zum Geburtstag geschenkt haben.
- **»Pole, pole«, das aber beständig**: »Pole, pole« heißt auf Swahili »langsam, langsam«. In meinem Praktischen Jahr als Ärztin in Tansania habe ich gelernt, dass man auch tiefenentspannt arbeiten und ans Ziel kommen kann, solange man nicht stehen bleibt.
- **Weitermachen statt perfekt sein:** *Nobody is perfect.* Das wäre auch langweilig. Sei nachsichtig mit dir. Wer Erfolge hat, muss immer auch mit Misserfolgen rechnen. Beides gehört zusammen und nicht alles liegt in deiner Macht, abgesehen von einer Sache: weiterzumachen.
- **Erfolge feiern:** Zu oft werden Erfolge einfach abgehakt und weiter geht's. Rückschläge hingegen reißen einen herunter und verleiten zum Aufgeben. Probier es doch mal andersherum. Feiere auch die kleineren Erfolge, wie zum Beispiel einen Tag ohne Zucker, und lass dich dafür beim nächsten Eis nicht aus dem Konzept bringen.
- **Groß denken:** Klar, deine Ziele sollten realistisch und erreichbar sein, vor allem die Etappenziele. Dann darf das große Ziel auch wirklich groß sein. Mein großes Ziel ist es, alle Menschen mit PMS zu erreichen, die offenen Herzens und neugierigen Geistes auf der Suche nach Frieden mit ihrem Zyklus sind. Ich möchte sie durch Aufklärung und Stärkung ihrer Selbstwirksamkeit auf ihren Weg zur Selbstheilung bringen.

Sprich über deine Bedürfnisse und nimm Hilfe an

Warum ist der Austausch mit deinem Umfeld und Gleichgesinnten so wichtig? Weil du Support brauchst. Zusammen mit anderen fühlst du dich nicht so allein. Gemeinschaft stärkt dir den Rücken und fängt dich in der Not auf. Du kannst von den Erfahrungen anderer profitieren und umgekehrt. Niemand, auch nicht deine Liebsten, können in dich hineinsehen und von deinen Gefühlen wissen, wenn du sie nicht artikulierst. Sprich aus, was dich bedrückt, nutze dafür Ich-Botschaften. Bleib konstant im Dialog, ob zu Hause bei deiner Familie, deinem*r Partner*in, deinen Freund*innen, auf der Arbeit oder bei deinen Ärzt*innen.

Die alte, muffige Scham ist keine gute Beraterin. Worte schaffen Wirklichkeit. Deine Offenheit führt zu Offenheit beim Gegenüber, weckt im besten und wahrscheinlichsten Fall auch Verständnis. Wenn dem trotz größter Mühen und Aufklärung nicht so ist, wechsle dein Umfeld, denn es tut dir nicht gut. Friss den Schmerz nicht in dich hinein, sondern lass ihn raus. Gib nicht auf, mit deinem Körper zu arbeiten. Nimm Hilfe an, wenn sie dir angeboten wird, ob im Haushalt oder therapeutisch. Such dir Unterstützung und vertrauensvolle Begleiter*innen, wenn du sie benötigst. Du bist es wert. Du bist nicht allein. Du schaffst das!

Hinfallen. Nicht verzagen. Aufstehen. Krone richten und weitergehen.

»Es gibt nur zwei Fehler, die man auf dem Weg zur Wahrheit machen kann: nicht den ganzen Weg zu gehen und nicht zu beginnen.« Dieses Zitat von Buddha erinnert mich immer wieder daran, nicht aufzugeben und komme, was da wolle, zu meinem zyklischen Flow zurückzufinden. Da du mittlerweile am Ende des Buches angelangt bist, bin ich mir sicher, dass auch du auf dem besten Weg bist, deine eigene Zyklusexpert*in zu werden. Jetzt musst du nur noch dabeibleiben.

Wie gesagt, dieses »nur noch« ist dabei die Schwierigkeit. Dein PMS ist seit Jahren deine Lebensrealität, dein verlässlicher, bekannter Begleiter. Aber du wirst mit der Zeit immer besser lernen, damit umzugehen, es sanft in seine Schranken zu weisen, vielleicht sogar ganz zu verbannen. Solange du weitergehst, den ganzen Weg.

Meine Devise bei Zweifeln und Rückfällen lautet: Hinfallen. Nicht verzagen. Aufstehen. Krone richten und weitergehen. Ab sofort gehen wir gemeinsam. Ich, du und alle Menschen, die PMS haben und ihre ganz individuelle Lösung dafür suchen und finden. Mit dem Wissen aus diesem Buch bist du in der Lage, genau das zu tun, was du intuitiv schon weißt: Hör auf deinen Körper und finde deinen eigenen Weg, dein PMS zu heilen.

Fragen an dich

1. Welche gesunden Routinen möchtest du neu in dein Leben integrieren? Mach dir konkrete Gedanken und formuliere smarte Ziele.

2. Zusammen ist man nicht so allein. Such dir andere Betroffene mit PMS, ob im Freundeskreis oder online. Tauscht euch in regelmäßigen Abständen aus, wie eine Mastermind-Gruppe.

3. Such dir Expert*innen, die dich inspirieren und auf deinem Weg begleiten. Dein*e Gynäkolog*in ist ein wichtiger Teil des Teams. Aber vergiss nicht: Du hältst das Ruder in der Hand.

4. Wenn du ins Schwanken gerätst oder Unsicherheiten aufkommen, gib nicht auf. Du findest viele wichtige Tools in diesem Buch, die du ab sofort immer wieder aufs Neue hervorzaubern kannst. Nutze dein Wissen. Nutze die Gemeinschaft. Nutze deine Zykluskraft!

Anhang

Mutmachgeschichten

Leja, 22 Jahre

Die Bezeichnung PMS kannte ich gar nicht. Erst beim Austausch mit meiner Cousine vor einigen Monaten habe ich zum ersten Mal verstanden, dass Schmerzen vor und während der Menstruation nicht normal sind. Mit 18 Jahren hat es angefangen. Während der Periode brauche ich viele Schmerztabletten. Migräne, Rückenschmerzen, eine leichte depressive Verstimmung, heftige Verdauungsstörungen und Heißhunger auf Süßes beginnen schon 5 Tage vorher. Ich bin eigentlich sehr sportlich, aber wenn die Tage kommen, möchte ich nur noch liegen.

Als ich Mirjams Buch las, habe ich fast jedes PMS-Symptom bei mir wiedererkannt. Ich merke jede Phase im Zyklus extrem. Ich habe wegen meiner Beschwerden zig Frauenärzte aufgesucht, die mir fast alle nur die Pille verschreiben wollten oder sagten, das sei normal, als würde ich mich nur anstellen. Eine hat mir *Agnus castus* empfohlen. Das hat geholfen, aber mir fiel es schwer, es täglich einzunehmen. Was mir sonst noch hilft: ein heißes Bad, eine Wärmflasche oder ein Kirschkernsäckchen, viel Tee, sanfte Yogaübungen, mal komplett runterfahren und entspannen. Ich will schon lange etwas verändern, aber allein komme ich nicht weiter. Ernährung ist sicherlich ein Thema. Daher freue ich mich, mit meiner Cousine eine Verbündete und in diesem Buch Inspiration gefunden zu haben.

Sabine, 40 Jahre

Ich habe jahrelang gar nicht daran gedacht, dass es PMS sein könnte. Ich hatte nur immer diese starken Beschwerden. Dort genauer hinzusehen, hat mich größte Überwindung gekostet. Ich habe Unterbauchkrämpfe, starke Rückenschmerzen mit Verspannungen im unteren Rücken, wilden Heißhunger auf Süßes und Salziges, bin sehr dünnhäutig, reagiere stark auf äußere Reize und bekomme Migräne. Ich bin hochsensibel. Manchmal fühle ich mich wie ein Pingpongball meiner Gefühle. Meine Symptome werden definitiv bei Stress schlimmer. Ich nehme die Pille nicht mehr, weil ich keine Hormone einnehmen möchte. Vor und während den Tagen mag ich nicht mit dem Fahrrad fahren, weil alles unangenehm ist.

Mit dem Älterwerden bin ich sensibler geworden und gehe achtsamer mit den Bedürfnissen meines Körpers, meiner Stimmung und meinen Gefühlen um. Mittlerweile nutze ich die Luteal- und die Menstruationsphase, um zur Ruhe zu kommen. Ich übe radikale Akzeptanz und gönne mir eine Auszeit. Dabei hilft mir das Konzept der Selbstmitgefühlpause sehr gut.

Damit mein PMS mich nicht aus heiterem Himmel überrascht, führe ich einen Zykluskalender. Was mir sonst noch hilft: Vata-Tee mit Anis, Kümmel und Kardamom, ein warmes Bad, ein Kirschkernkissen mit Zirbenduft, das ich mir auf den Herzraum lege, Lavendelöl auf den Füßen verstreichen, eine Bauchmassage mit Mandelöl, Schmerzmittel. Ich versuche, auf Alkohol zu verzichten. Ich verschiebe wichtige Termine und Gespräche aus den 2 bis 3 Tagen, in denen gar nichts geht. Ich mache kleine entspannende Spaziergänge in der Natur. Meine Gefühle und die Intuition sind meine besten Ratgeber. Ich frage mich ganz konkret: Wo bin ich gerade in meiner Energie? Was braucht mein Körper jetzt? Wie kann ich mich besonders gut unterstützen, halten und einen Moment von der Welt zurückziehen?

Denise, 45 Jahre, 4 Kinder

Ehrlich gesagt, gucke ich bei meinen PMS-Beschwerden gar nicht so genau hin, weil ich einfach keine Zeit habe, mich darum zu kümmern. Ich merke aber, dass ich an manchen Tagen extrem gereizt bin. Wenn ich mich mit meinem Partner streite, dann in der PMS-Zeit. Es geht um Nichtigkeiten, wie seine Haare, die den Abfluss verstopfen. Wir haben uns deswegen schon fast getrennt. Mittlerweile haben wir beide gelernt, in dieser Phase Streit abzubrechen oder zu vertagen.

An den 3 bis 4 Tagen vor der Periode habe ich Bauch- und Rückenschmerzen, sodass ich Schmerzmittel nehmen muss. Mit 1 bis 2 Tabletten komme ich gut durch den Tag. Seit den Geburten meiner Kinder, alles Kaiserschnitte, ist zwar der Zyklus regelmäßiger geworden, aber die Regelschmerzen sind stärker.

Normalerweise ist Essen für mich keine Prio im Leben, aber in der PMS-Zeit habe ich schon ganze Nutella-Gläser oder Backschokolade verspeist. Ich weiß gar nicht, ob es mir danach besser geht, wohl eher nicht. Zudem bemerke ich mehr Pickel, was ein Kombiprodukt aus Ernährung und Zyklus sein mag. In der PMS-Zeit brauche ich extrem viel Schlaf. Ich kann gar nicht anders, als um 20:30 Uhr ins Bett zu gehen. Bei meinen sonst so vollen Tagen tut mir das ehrlich gesagt sehr gut, einfach loszulassen. Was mir noch hilft: 20 Minuten Yoga am Morgen, eine ganz langsame Joggingrunde, Dehnungen, Atemübungen in den Bauch und Wärme. Was ich richtig feiere, ist, dass ich angefangen habe, meine unterschiedlichen Energien im Zyklus wahrzunehmen. Erst neulich habe ich einen Fototermin auf den Eisprung gelegt, um mein volles Strahlen zu zeigen.

Anic, 30 Jahre

Mit 16 wurde bei mir die Diagnose PCOS gestellt. Ich ging damals zu meiner Gynäkologin, weil meine Periode nur alle 4 bis 5 Monate kam. Mithilfe des Ultraschallbilds, auf dem man viele Zysten sah, wurde die Diagnose PCOS bestätigt. Auf erhöhte männliche Hormone im Blut wurde ich nicht getestet. Die Gynäkologin sagte mir daraufhin, dass ich ziemlich sicher keine Kinder bekommen werde, und verschrieb mir als Therapie für das PCOS die Pille. Sollte ich in ferner Zukunft einen Kinderwunsch haben, dann würden wir mal sehen. Das war damals nicht gerade ermutigend für mich.

Die Pille habe ich genommen, bis ich 23 Jahre alt war. Während der gesamten Zeit der Einnahme habe ich mich total unwohl in meinem Körper gefühlt. Nebel im Gehirn, Bauchweh, Müdigkeit, depressive Verstimmungen. Mein Zyklus war zwar regelmäßig, aber alles darum herum hat nicht gestimmt. Ich wusste gar nicht, was mit mir los ist. Weil bei meinen Blutwerten und nun auch bei meinem Zyklus, abgesehen von starken körperlichen Beschwerden, ja alles in Ordnung war, konnte mir die Schulmedizin nicht weiterhelfen.

Ich bin nach Indien gereist und habe dort eine Ayurveda-Kur gemacht. Seit Langem ging es mir endlich wieder besser. Tatsächlich waren 2 bis 3 Jahre lang im Ultraschall keine Zysten mehr zu sehen. Allerdings hatte ich nun krasse Heißhungerattacken. Mein Ayurveda-Arzt empfahl mir, bis mittags nichts zu essen und viel Sport zu machen. Rückblickend war das ein Fehler.

Mittlerweile hatte ich angefangen, als Ärztin im Krankenhaus zu arbeiten. Durch die vielen Nachtdienste hatte ich keinen Rhythmus mehr in meinem Leben. Mein Zyklus blieb erst 50, dann 60, dann 90 Tage aus. Ich bemerkte, dass mir zunehmend Haare am Kinn und über der Oberlippe wuchsen. Auch meine Haut, die schon immer anfällig für Akne war, wurde schlechter. Außerdem bekam ich schlimmen Haarausfall mit kahlen Stellen am Kopf. Obwohl ich mich total gesund ernährte, hatte ich immer Fettpolster in der Bauchgegend. Dabei war ich in meinem Freundeskreis die Einzige, die nie Zucker oder Fast Food gegessen hat. Meine PMS-Beschwerden, die mich seit dem Absetzen der Pille begleiteten, waren unerträglich. Ich litt an starken Heißhungerattacken, totaler Erschöpfung, Müdigkeit und depressiven Verstimmungen. Je näher die Periode rückte, desto schlimmer wurde es. 2 bis 3 Tage vor der Menstruation konnte ich mich kaum mehr bewegen, weil ich so erschöpft war. Meine Menstruation war so heftig, dass ich in den ersten 2 Tagen meine Menstruationstasse alle 2 bis 3 Stunden wechseln musste und an wahnsinnig starken Krämpfen litt. Vom 1. bis zum 7. Tag meines Zyklus war ich komplett erschöpft, vermutlich weil ich so viele Nährstoffe durch die Blutung verloren hatte. Danach hatte ich 2 bis 3 Wochen Ruhe. Aufatmen, bis sich alles nach dem nächsten Eisprung wiederholte.

Schließlich habe ich über den Instagram-Post einer Ärztin, die selbst PCOS hat, meinen Weg zur Heilung gefunden: eine spezielle Ernährungsumstellung für Menschen mit PCOS. Früher habe ich mich zu fast 100 % vegan ernährt. Heute esse ich vorzugsweise Low Carb, möglichst proteinreich, und habe dabei in Maßen Fisch und Huhn wieder in meinen Ernährungsplan integriert. Außerdem nehme ich als Nahrungsergänzungsmittel Inositol, Omega-3-Fettsäuren, Magnesium, Zink, Vitamin B6 und Vitamin C. Bereits im ersten Zyklus mit dem neuen Ernährungsplan ging es mir deutlich besser. Es war ein Unterschied wie Tag und Nacht. Die Phasen der Unterzuckerung, ausgelöst durch die Insulinresistenz wegen des PCOS, spüre ich zwar weiterhin täglich, aber ich weiß damit umzugehen. Meine Haut ist besser geworden, meine Laune stabiler und ich habe viel mehr Energie. Meine Periodenschmerzen sind fast ganz verschwunden und die Blutungsstärke hat nachgelassen. Bis einen Tag vor der Periode habe ich zum ersten Mal seit 6 Jahren fast keine PMS-Symptome. Circa 13 Jahre lang habe ich alles einfach so ertragen. Die Ernährungsumstellung hat meine Lebensqualität massiv verbessert, und das schon nach kürzester Zeit. Ein Post bei Instagram und ein Coaching bei einer Ärztin, die sich auskennt, haben mein Leben verändert.

Dein Notfallset bei PMS-Beschwerden

Du kannst einiges tun, wenn das PMS-Monster wieder einmal vorbeischaut. Hier findest du die häufigsten Zyklusbeschwerden und die dazugehörigen Therapieansätze mit Selbsthilfemethoden auf einen Blick.

PMS-Beschwerde	Wissenschaftlich fundiert	Aus dem Erfahrungsschatz
Unterleibs-schmerzen und Krämpfe	Magnesium Bewegung Wärme, z.B. Wärmflasche, Badewanne, Capsaicin-Pflaster Schmerzmittel wie Ibuprofen, Paracetamol Krampflösende Mittel wie Buscopan Ingwer	Beruhigende Tees: • Kamille • Fenchel-Kümmel-Anis • Frauenkräuter-Mischungen mit Gänsefingerkraut oder Eisenkraut Ätherisches Öl: • Lavendel Naturheilmittel: • Ashwagandha • Rosenwurz • CBD
Müdigkeit und Erschöpfung	Ausruhen Schlafen Entspannungsübungen Achtsame Sportarten wie Yoga, Tai-Chi oder Qigong Regelmäßige, ausgewogene Mahlzeiten 300 mg Magnesium pro Tag Weitere Nahrungsergänzungsmittel nach Bedarf	Beruhigende Tees: • Lavendel • Hopfen • Melisse • Kamille • Baldrian Belebende Tees, um in Schwung zu kommen: • Ingwer • Zitrone oder Orange • Spicy Chai

PMS-Beschwerde	Wissenschaftlich fundiert	Aus dem Erfahrungsschatz
Kopfschmerzen und Migräne	Trinken Frische Luft, Sonne und Bewegung Raum abdunkeln Ausruhen Schlafen Reduzierte Bildschirmzeit Verzicht auf Suchtmittel wie Alkohol oder Zigaretten Koffein mit Vitamin C Schmerzmittel	Tees: • Teufelskralle • Weidenrinde • Frischer Ingwertee Kalte Kompressen auf die Stirn, den Oberkopf oder die Schläfen Ätherisches Öl: • Pfefferminze
Verdauungsstörungen	Trinken Ausgewogene, ballaststoffreiche Ernährung Flohsamen, Leinsamen, Weizenkleie Bewegung	Magen-Darm-Tees, z. B. Fenchel-Kümmel-Anis Saftschorle bei Verstopfung
Brustspannen und Wassereinlagerungen	Trinken Salzarme und entwässernde Ernährung Bewegung Beine hochlegen Massagen Brustwickel mit Quark, Weißkohl oder Pfefferminzöl Gut sitzende BHs Mönchspfeffer	Tees: • Grüntee • Brennnesseltee Phytoöstrogene
Hautunreinheiten und Akne	Keine Mitesser ausdrücken, nur reife Pickel Zum Hauttyp passende Hautpflegeprodukte und Reinigungslotion verwenden	Tinkturen: • Teebaumöl • Propolis-Tinktur • Mahonienrinden-Tinktur Masken aus: • Heilerde • Haferflocken

PMS-Beschwerde	Wissenschaftlich fundiert	Aus dem Erfahrungsschatz
Innere Unruhe und Schlafstörungen	Verzicht auf Suchtmittel wie Alkohol oder Zigaretten und schweres Essen am Abend Kein anstrengender Sport am Abend Spaziergang an der frischen Luft Schlafrituale Regelmäßige Bettzeiten Blaues Licht am Abend vermeiden Entspannungsübungen jeglicher Art, Meditation und achtsame Sportarten wie Yoga, Tai-Chi oder Qigong Mönchspfeffer Gegebenenfalls Melatonin	Beruhigende Tees: • Hopfen • Baldrian • Melisse • Lavendel • Passionsblumenkraut • Johanniskraut. • Heiße (Soja-)Milch mit Honig Ätherische Öle: • Lavendel • Melisse • Neroli Badewanne oder warme Fußbäder vor dem Zubettgehen Entspannungsmusik Tages- oder Wochenpläne mit realistischen To-dosund striktem Feierabend Naturheilmittel: • Ashwagandha • Gotu Kola • Weißer Ginseng • Passionsblumenkraut • CBD
Stimmungsschwankungen und depressive Verstimmung	Sport Vitamin C Frische Luft Sonne Körperliche Nähe und Berührung Entspannungsübungen und achtsame Sportarten wie Yoga, Qigong oder Tai-Chi Teile deinem Umfeld mit, wie es dir geht, und kommuniziere offen deine Bedürfnisse	Belebende Tees: • Ingwer • Kardamom • Zitrone Ätherische Öle: • Ingwer • Orange • Öl des Copaiba-Baums Soulfood wie Datteln, dunkle Schokolade Zeit für dich Naturheilmittel: • Maca • Johanniskraut • Rosenwurz • Gotu Kola

Dank

Danke an die tollen Menschen dieses Buchverlags, die mich bei Instagram entdeckt haben und mich erst auf die Idee brachten, Autorin dieses Buches zu werden. Danke an Ramona Kapp, Chanel Henkel und alle anderen, die mich freundlich und professionell auf dieser Reise begleiten. Danke an meine Lektorin Hella Reese, die mich mit ihrer Erfahrung, Offenheit und Herzlichkeit dabei unterstützt hat, meine Botschaften auf den Punkt zu bringen. Danke an Charlotte Brinkmann, die als Yogalehrerin und Ärztin meinen PMS-Kurs mitgestaltet und ganzheitlich inspiriert hat. Danke an die Designerin Katharina Schluck, die kurzerhand beschlossen hat, mit mir das Zyklustagebuch zu diesem Buch zu gestalten. Danke an alle Mindful Medical Women, die mir mit ihrem umfassenden Wissen jederzeit mit Rat und Tat zur Seite stehen. Wir machen die Medizin der Zukunft: auf Augenhöhe, mit Wertschätzung, Zuversicht, Mitgefühl, Herzlichkeit und fachgruppenübergreifend im Miteinander. Meine Herzensärztinnen findest du unter *www.mindfulmedicalwomen.com*. Danke an meinen Partner Alex, der mir viel Zeit zum Schreiben geschenkt hat, indem er sich liebevoll um unsere Tochter kümmerte und ganz viel Geduld mit meinen Launen als Erstautorin mit PMS an den Tag legte. Danke an alle Menschen mit PMS, die mich als Patient*innen, Klient*innen und Testleser*innen auf meinem Weg begleitet haben. Eure Erfahrungen haben dieses Buch erst zu dem gemacht, was es ist. Danke an meinen starken Willen, der mich beharrlich und laut für eine bedürfnisorientierte Medizin – die den Menschen in den Mittelpunkt stellt – an die Öffentlichkeit gehen lässt. Danke an mein PMS, das mich genau dahin gebracht hat, wo ich heute bin – im Einklang mit meinem Zyklus, meine Vision fest im Blick und stärker denn je.

Zu guter Letzt: Danke dir, liebe*r Leser*in, dass du dieses Buch zu Ende gelesen hast und einen selbstbestimmten, informierten Weg gehst. Als Erschaffer*in deiner Zyklusrealität bist du ein Vorbild für alle Menstruierenden. Der Dalai-Lama hat einmal gesagt: »Wenn wir jedem achtjährigen Kind Meditation beibringen würden, könnten wir die Gewalt in der Welt innerhalb von einer Generation beenden.« Ich glaube, wenn wir jedes Kind, unabhängig von seinem biologischen Geschlecht, von klein auf an die wundervolle Natur des Zyklus heranführen, es dabei eine gesunde Lebensweise auf den fünf Säulen der Gesundheit lehren, dann wird es in einer Generation kaum mehr Menstruierende mit PMS geben. Auf jeden Fall wird jeder Mensch mit Zyklus wissen, wie sich mit PMS-Beschwerden gut umgehen lässt, und sich selbst helfen. Daher lasst uns gemeinsam als Vorbilder für unsere Kinder das zyklische Leben in unsere Gesellschaft integrieren!

Quellenverzeichnis und weiterführende Literatur

»Jugendsexualität 2020«. Studie der Bundeszentrale für gesundheitliche Aufklärung: www.bzga.de/fileadmin/user_upload/PDF/pressemitteilungen/daten_und_fakten/Infoblatt_Jugendsexualitaet_Neunte_Welle_barrierefrei.pdf (abgerufen am 31.10.2022).

www.frauenaerzte-im-netz.de.

Baird, Donna Day und andere: Application of a Method for Estimating Day of Ovulation Using Urinary Estrogen and Progesterone Metabolites, in: Epidemiology 6 (1995): 547–550.

Abraham, G. E. und andere: Nutritional Factors in the Etiology of the Premenstrual Tension Syndromes, in: The Journal of Reproductive Medicine 7 (1983): 446–464.

Rohde, Anke: PMS und PMDS – Behandlungsmöglichkeiten in der Frauenarztpraxis, wenn die psychischen Symptome im Vordergrund sind, in: Gyne 02/2019.

Hofmeister, Sabrina und andere: Premenstrual Syndrome and Premenstrual Dysphoric Disorder, in: American Family Physician 3 (2016): 236-240.

Potter, Julia und andere: Premenstrual Syndrome Prevalence and Fluctuation over Time: Results from a French Population-based Survey, in: Journal of Women's Health (Larchmont) 1 (2009): 31–39.

Dubey, N. und andere: The ESC/E(Z) Complex, an Effector of Response to Ovarian Steroids, Manifests an Intrinsic Difference in Cells from Women with Premenstrual Dysphoric Disorder, in: Molecular Psychiatry 8 (2017): 1172–1184.

Hantsoo, Liisa und andere: Allopregnanolone in Premenstrual Dysphoric Disorder (PMDD): Evidence for Dysregulated Sensitivity to GABA-A Receptor Modulating Neuroactive Steroids across the Menstrual Cycle, in: Neurobiology of Stress 4 (2020).

Jahanfar, Shayesteh und andere: The Heritability of Premenstrual Syndrome, in: Twin Research and Human Genetics 5 (2011): 433–436.

www.leben-und-migraene.de

Diagnostic and Statistical Manual of Mental Disorders (DSM-5).

Dorn, Almut/Rhode, Anke/Schwenkhagen, Anneliese: PMDS als Herausforderung: Die Prämenstruelle Dysphorische Störung als schwerste Form des PMS. Stuttgart: Kohlhammer 2022.

www.pmds-hilfe.de

Bertone-Johnson, E. E. und andere: Association of Inflammation Markers with Menstrual Symptom Severity and Premenstrual Syndrome in Young Women, in: Human Reproduction 9 (2014): 1987–1994.

Wolz, Lea: Was bringen Melatonin-Produkte zum Einschlafen?, www.quarks.de/gesundheit/medizin/was-bringen-melatonin-produkte-zum-einschlafen (abgerufen am 31.10.2022).
Alkoholsucht (Alkoholabhängigkeit), www.apotheken-umschau.de/krankheiten-symptome/psychische-krankheiten/alkoholsucht-alkoholabhaengigkeit-736931.html (abgerufen am 31.10.2022).
Pflanzer, Lydia Ramsey: A Tiny Percentage of the Population Needs Only 4 Hours of Sleep per Night, www.businessinsider.com/people-who-sleep-short-hours-2015-11?r=DE&IR=T (abgerufen am 31.10.2022).
www.kinderaerzte-im-netz.de
Stiftung Warentest: www.test.de/medikamente/wirkstoff/hormonmelatonin-w1094/ (abgerufen am 31.10.2022).
Deutsche Gesellschaft für Schlafforschung und Schlafmedizin: S3-Leitlinie Nicht erholsamer Schlaf/Schlafstörungen – Insomnie bei Erwachsenen, https://register.awmf.org/de/leitlinien/detail/063-003 (abgerufen am 31.10.2022).
Schadwinkel, Alina: »Sport macht klug«, Interview mit der Neurowissenschaftlerin Sabine Kubesch, www.spektrum.de/news/training-sport-macht-klug/1782986 (abgerufen am 31.10.2022).
Kumar, Aman und andere: The Serotonin Neurotransmitter Modulates Virulence of Enteric Pathogens, in: Cell Host & Microbe 1/28 (2020): 41-53.
Rodenbeck, Andrea: Einfluss der Ernährung auf Stimmung und Schlafverhalten. Bedeutung von Tryptophan im Rahmen der Serotonin-Synthese, in: Moderne Ernährung 3 (2004): 1–7.
te Wildt, Bert/Schiele, Timo: Burn On: Immer kurz vorm Burn Out. Das unerkannte Leiden und was dagegen hilft, München: Droemer 2021.
Dobbs, David: The Social Life of Genes, in: Pacific Standard, https://psmag.com/social-justice/the-social-life-of-genes-64616 (abgerufen am 31.10.2022).
Rensing, Ludger: Krank durch Stress: Molekulare Wirkmechanismen und Folgen für die Gesundheit, in: Biologie in unserer Zeit 36/5 (2006): 284-292.
Jawaid, Ali und andere: Transgenerational Epigenetics of Traumatic Stress, in: Progress in Molecular Biology and Translational Science 158 (2018): 273–298.
PCOS Selbsthilfe e.V. Deutschland: Informationen zum Polyzystischen Ovarsyndrom, www.pcos-selbsthilfe.org/pcos (abgerufen am 31.10.2022).
Cipriani, Andrea und andere: Comparative Efficacy and Acceptability of 21 Antidepressant Drugs for the Acute Treatment of Adults with Major Depressive Disorder: A Systematic Review and Network Meta-Analysis, in: The Lancet 391 (2018): 1357–1366.
Deutsche Gesellschaft für Ernährung e.V.: www.dge.de
Kirk-Mechtel, Melanie: Planetary Health Diet. Strategie für eine gesunde und nachhaltige Ernährung, www.bzfe.de/nachhaltigerkon

sum/lagern-kochen-essen-teilen/planetary-health-diet/ (abgerufen am 31.10.2022).
»Der Gesunde Teller«, Harvard School of Public Health, www.hsph.harvard.edu/nutritionsource/healthy-eating-plate/translations/german/ (abgerufen am 31.10.2022).
PAN – Physicians Association for Nutrition: www.pan-int.org.
Willett, Walter und andere: Food in the Anthropocene: The EAT-Lancet Commission on Healthy Diets from Sustainable Food Systems, in: The Lancet 393 (2019): 447–492.
»Wie lässt sich eine zu starke Regelblutung behandeln?«, www.gesundheitsinformation.de/wie-laesst-sich-eine-zu-starke-regelblutung-behandeln.html (abgerufen am 31.10.2022).
Hill, Maisie: Period Power, London: Bloomsbury Academic UK 2019.
Skovlund, Charlotte Wessel und andere: Association of Hormonal Contraception with Depression, in: JAMA Psychiatry 11 (2016): 1154–1162.
Skovlund, Charlotte Wessel und andere: Association of Hormonal Contraception with Suicide Attempts and Suicides, in: JAMA Psychiatry 4 (2018): 336–342.
»Johanniskraut nur informiert einnehmen«, www.neurologen-und-psychiater-im-netz.org/neurologie/ratgeber-archiv/artikel/johanniskraut-nur-informiert-einnehmen (abgerufen am 31.10.2022).
Fischer, Heide: Frauenheilbuch. Naturheilkunde, medizinisches Wissen und Selbsthilfetipps für eine ganzheitliche Frauengesundheit, Stuttgart: Herbig 2020.
Fredrickson, Barbara L.: Positive Emotions Broaden and Build, in: Devine, Patricia/Plant, Ashby (Hg.): Advances in Experimental Social Psychology, Bd. 47. Burlington: Elsevier Science 2013: 1–53.
Minker, Margaret: Der Mondring: Feste und Geschenke zur ersten Menstruation, München: dtv Verlagsgesellschaft mbH 1996.
Naturheilkunde und Schulmedizin, www.internisten-im-netz.de/fachgebiete/komplementaermedizin/naturheilkunde-schulmedizin.html (abgerufen am 31.10.2022).
»Das teure Tabu«, www.de.kearney.com/strategy-and-top-line-transformation/article/-/insights/das-teure-tabu (abgerufen am 31.10.2022).
David, Franziska: Warum die Menstruation auf die Arbeit gehört, www.neuenarrative.de/magazin/warum-die-menstruation-auf-die-arbeit-gehoert/ (abgerufen am 31.10.2022).
Steinem, Gloria: If Men Could Menstruate, in: Ms. Magazine (Oktober 1978).
Frei, Franka: Periode ist politisch. Ein Manifest gegen das Menstruationstabu, München: Heyne 2020.